健康な身体はつちふまずが知っている

廣戸聡一

GENTOSHA

はじめに――〝つちふまず〟という不思議な部位

私がこの本のテーマである〝足の裏・つちふまず〟に興味を抱《いだ》いたのは、身体能力＝筋力という構図に疑問をもち始めた頃でした。

立って生まれてこない人間が、立って生きる不思議さ……。言い換えれば、足の裏を使わずに生まれ、足の裏を使い続けて生き、生を失うと足の裏は使われることはない。

健康に生きることと足の裏とは深い関係性があるのだと強く感じた私は、全身骨格と足の裏、身体反射などなど、考え得る足の裏についての研究を続け、足の裏というワードからつちふまずの定義、そして人が二足で立つということの意味にたどり着きました。

立って動くことが日常のすべてであると思える私たちの生活では「人はまず、しっかりと大地に自分の身体を支えなければならない」ということを知ったのです。

その学び、そして気づきは、のちに海外のスポーツ研究の壁を克服する際に大いに役立ったものです。

逆に、昭和の時代に大先輩方から教えていただいた旧《ふる》き日本の躾《しつけ》ともいうべき身体理論の優秀さに驚きもしました。

ですから、ここに記した身体理論および考察は、非常に新しいものですが、実践していただく内容は意外なほど見聞きし慣れたものであると、感じられるかもしれません。

日常の生活が必要以上に様式化されたことで、質よりも量、内容よりも効率に流れる昨今の私たちは、そろそろ身体定理に意識を向けなければなりません。

その身体定理の骨子こそが、安定して立つことであり、足裏・つちふまずの状態を改善することなのです。

立って働き、寝て休む。至って単純な日常だからこそ、身体に対して正しい足裏活用法を行わなければならないのです。ほんの少しのつちふまずへの心遣いで、心身の動作に健康的な改善を獲得しましょう。これは年齢・性別に関係なく、期待できます。

日常レベルでさえ、劇的な効果が現れるわけですから、特別なパフォーマンスを求められる世界では、さらに必要とされています。

例えばスポーツ界でも多くの選手たちが実践してくれています。競技によって効果に差が出るわけではありません。人間が身体を駆使してプレーするのですから、当然といえば当然です。

出力・速度・柔軟性・安定性・持続性など身体能力のすべてにつちふまずが影響するからです。

これが、私がスポーツジャンルを問わないトレーナーと呼ばれるゆえんなのです。

さあ、つちふまずから身体改善を始めましょう。
そして健康的に立ち、しっかりと動き、安らかに休みましょう。

平成27年10月

廣戸聡一

健康な身体はつちふまずが知っている　目次

はじめに――〝つちふまず〟という不思議な部位 ■ 003

第1章　こんなにスゴイ！　つちふまず

「縦のアーチ」と「横のアーチ」はキレイに描かれているか？ ■ 014
「圧覚」を正しく伝える ■ 019
健康な偏平足と病的な偏平足 ■ 023
足の裏を地面に吸いつけるように正しく立つ ■ 027
座るときでも大地を踏みしめる ■ 032
頭が上下に揺れないすり足で歩いてみる ■ 037

身体の力を上手に抜けば質の高い睡眠が得られる ■ 041
つちふまずは全身と関係している ■ 044

第2章
足の裏と「JIKU」

誰もが「初期設定」されている ■ 048
脳が何より大切にしているもの ■ 052
日本人が感覚的に理解できる大切な概念・軸 ■ 056
あなたの身体に「JIKU」はあるか? ■ 061
ニュートラルゾーンに戻るために ■ 066
つちふまず効果① 身体全体を美しく整える ■ 070
つちふまず効果② 身体本来の力を取り戻す ■ 074

第3章

あちこち痛いのは何が悪いのか

身体に痛みが起こる理由 ■ 078

痛みが出るメカニズム 原因① 圧覚が狂う理由 ■ 080

痛みが出るメカニズム 原因② 不自然な緊張を強いる ■ 084

痛みが出るメカニズム 原因③ さまざまな影響をおよぼす骨格の歪み ■ 088

痛みが出るメカニズム 原因④ 脳が悲鳴をあげている ■ 092

身体のあちこちに起こる痛みとその原因 ■ 096

つちふまずを取り戻すために ■ 105

第4章

身体はなんでも知っている

人には4タイプしかない ■ 110

それぞれに共通点と相違点がある ■ 115
「JIKU」のある動きを身につけるために ■ 119
パフォーマンスが飛躍的にアップする理由 ■ 123
関節と筋肉を柔らかく保つ ■ 127
身体を自在にコントロールする ■ 131
軸理論で飛躍的に伸びるスポーツ選手たち ■ 135
身体の声を聴いていますか？ ■ 140

第5章 つちふまずと軸を使えば身体を自由に操れる！

適当な礼では試合に勝てない ■ 144
軸とつちふまずは相身互い ■ 148

一生、スポーツを楽しむために ■ 152
準備運動で身体の状態を整える ■ 156
刺激からいかに解放されるかが「生きやすさ」の鍵 ■ 160
つちふまずには健康状態が現れる ■ 164

装幀／カメガイ デザイン オフィス（石川直美）
構成／圓岡志麻
イラスト／宮下やす子
DTP／美創
編集協力／ヴュー企画（佐藤友美）

第1章

こんなにスゴイ！ つちふまず

「縦のアーチ」と「横のアーチ」はキレイに描かれているか？

肩凝り、腰痛、さまざまな関節の痛み、首の痛みや頭痛、眼の疲れ、不眠。現代人は、誰もがこうした「ちょっとした不調」を感じながら毎日を送っています。病気やケガではないけれど、この不快感をなんとかしたい。そんな思いで本書を手に取ってくださった人も少なくないのではないでしょうか。

こういった不調は、たいていの人が、湿布で冷やしてみたり、鎮痛剤を飲んでみたり、マッサージに行ってみたりして、改善、緩和を図るのではないかと思います。けれども、それで完全にスッキリ治った、という人がどのくらいいるのでしょうか。私はほとんどいないと考えます。それは、たいていの人が痛みや不快の本当の原因に、直接アプローチできていないからです。

では、本当の原因は、どこにあるのでしょうか。

私は、若い頃からさまざまなスポーツを経験し、そして観察してきたなかで「人は本能的に、それぞれのスタイルで身体を動かしている」ということを感じてきました。また、そのスタイルには4つの種類しかないことにも気づきました。すでに「4スタンス理論」として世の中に出ているものなので、耳にしたことがある人もいるのではないでしょうか。

4つのタイプのうち、自分のタイプに合った姿勢や動き方をしている限り、人は余計な疲れや痛みを感じることはありませんし、スポーツパフォーマンスも飛躍的に向上します。

ところが、大人になるまでに、非常に多くの人が、自分本来のタイプには合わない「間違った」姿勢や動きを、そのスポーツにおける「正しいフォーム」

として覚えさせられてしまうという現実があります。

これが疲労や身体の痛み、思わしくないスポーツの成績、といった残念な結果を招いてしまう本当の原因なのです。


では、自分は4つのタイプのいずれにあてはまるのか。

気になるのは当然だと思いますが、それを知る前に、4つのタイプすべてに共通する、生き物としての大前提からお話しさせてください。

それが本書のテーマである「つちふまず」の在《あ》り方なのです。

人間の身体のなかでもっとも大切な部位は、脳です。脳がさまざまな信号を発信することで、人間は心拍や呼吸といった基本的な生命維持活動や、立つ、歩く、ものを食べる、排泄《はいせつ》するといった、生物としての基本的な機能を働かせることができます。さらに人間は、思考、記憶、感情といったより高度な機能も発達させてきました。

その大切な脳が正常に働くためには、全身が不安定であってはなりません。左右どちらにも傾かず、大地に対して垂直・水平に保たれていることが大切なのです。

人間は二本足で立つ動物ですから、まずは大地との接点である足の裏、つまり「つちふまず」の状態が、脳の安定を左右するということになります。

厳密にいえば、つちふまずは地面と接していないわけではありませんが、弓なりのアーチを描いていて、重心のバランスをとる、衝撃を緩和するなど、

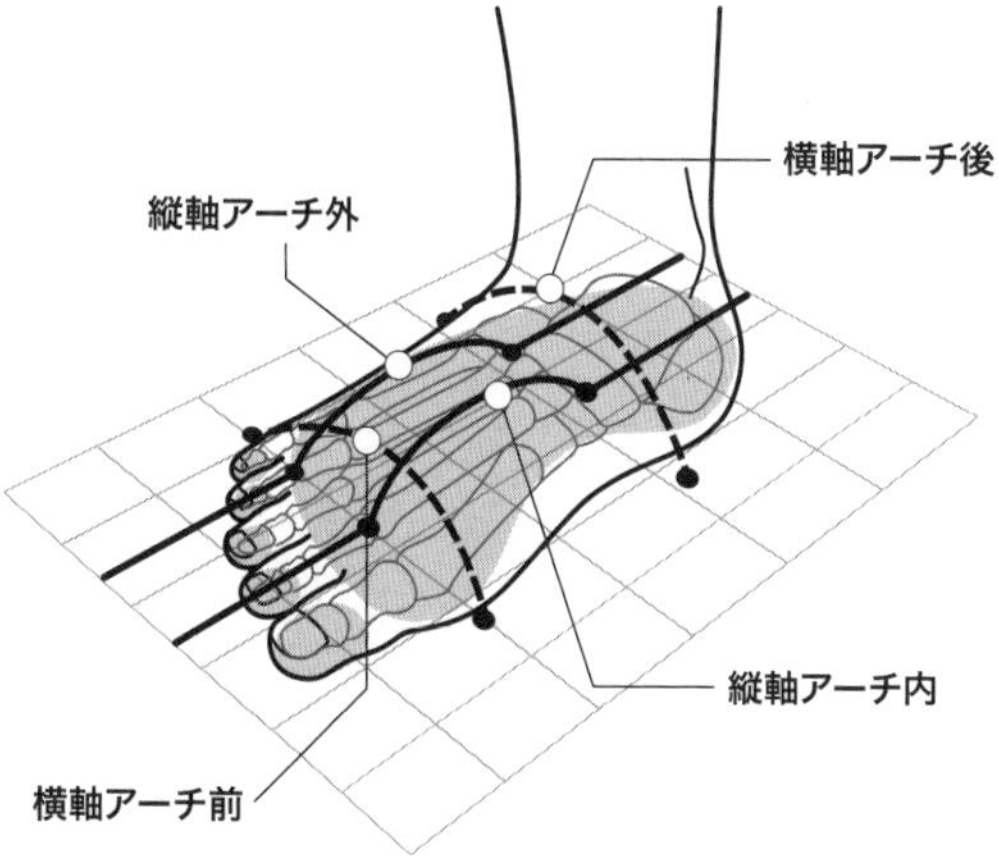

脳を安定させるうえで大きな働きをしています。

足裏のくぼみは4本のアーチによって形作られています。

足の指骨《しこつ》の付け根および足首付近を通る「横軸のアーチ」が2本。もう2本は人差し指および薬指の足指からかかとに向けての「縦軸のアーチ」です。この4本のアーチがドーム構造を成すからこそ、足はさまざまな方向からの衝撃に対して、立体的に耐えることができると同時に、身体のなかでいちばん重い部位である「脳」を安定させることができます。これが、身体も精神も健やかでいられる前提条件なのです。

「圧覚」を正しく伝える

例えば足の裏に何らかの異常があって、正しくない姿勢をとらざるを得ない――すなわち、脳がきちんと支えられていない状態だと、脳が不安定になることによるストレスが生じます。あえて大雑把《おおざっぱ》な言い方をすれば、そのストレスが身体のそこかしこの痛みや疲れ、あるいはスポーツパフォーマンスの低下の原因となっているのです。

では、足裏の4本のアーチを正しく整えながら立ち、なおかつ日常の動作やスポーツにおいても、身体を自然に、自在に使っていくにはどうしたらいいのでしょうか。

そのためには、つちふまずを正しく働かせることが重要になってきます。

足の裏は、大地との接点であると同時に、自分の立ち方、座り方、動き方の状態を、脳に伝えるセンサーの役割を果たしています。このとき、つちふまずが重要な情報として感じ取り、脳に伝えているのは「大地を踏みしめて、地面に対して垂直な位置関係を保てている」という感覚です。

この感覚を「圧覚」といいます。

一方、足の裏は出力装置でもあります。緊張すれば汗をかきますし、ふくらはぎなどの筋肉の使い方次第では、強《こわ》ばることもあります。

つまり、身体がきちんと正しく動くためには、まず、つちふまずが健やかであって、正しい情報を脳に伝えられるということが大前提となります。

そのためには「きちんと立つこと」「きちんと座ること」ができるようになる必要があります。立ったり座ったりの延長線上に、動きがあって歩きがあるからです。

つまり、「立つ」「座る」の基本動作がきちんと身につけば、いかなる動作のときにも、足裏が圧覚を正しく脳に伝えられるようになるということです。そうなれば、意識しなくても脳がＯＫの指令を出して、正しい姿勢や動きがとれるようになるはずです。

さて、足裏が正しく働くようになれば、最低限の力で身体の重みを支えることができるようになります。つまり、動作のなかで、筋肉をムダに働かせることがなくなりますし、そのぶん脳の負担も減るのです。

例えば、膝を伸ばしてまっすぐ立っているときは、骨と骨がかみ合わさってロックがかかっている状態。ところが、何かの拍子にこのロックが外れると、座り込んでしまったりすることになります。ちょうど、「膝カックン」――立っている人の膝の裏を、自分の膝や手でアタックする遊び――のような感じです。この場合、膝関節のロックを人為的に外していることになります。

問題は、何らかの不調があって、骨にロックをかけることが無意識にはできなくなった場合。意識して＝脳に負担をかけて、膝関節をロックさせる＝ムダな力が脚の筋肉にかかる。これでは圧覚を正しく脳に伝えることはできないでしょう。

この章ではまず、足の裏を正しく使った「立つ」「座る」などの基本的な動作を説明していきます。

ちなみに、手のひらも、足の裏と似たような働きをもっています。というのも、四本足の動物でいえば、手は前足に当たる部分。つまり、四本足の動物から進化した動物である人間の手のひらにも、かつての痕跡として、つちふまずと同様、圧覚が具《そな》わっているのです。

バランスが崩れそうになったら、手のひらを大地に向けてみてください。つちふまずと手のひらがきちんと大地を向いていれば、人間は絶対に転びません。

健康な偏平足と病的な偏平足

足の裏に何か問題があると、骨盤や体幹が歪《ゆが》み、身体が傾きます。次にくるのは圧覚の乱れです。

例えば、身体の左右どちらかに歪みがある人は、圧覚が鈍ってしまうため、両足で身体の重さを支えきれずに、結果、どちらか一方の足のみに重心がかかります。座った状態から片足で立とうとしたとき、上体が傾いたり腕が上がったりする人は、重心が左右のいずれかに偏《かたよ》っているのです。

圧覚が正常かどうかは、つちふまずを見ればわかります。両足裏を合わせたとき、ちょうどお椀を伏せたような形になれば、健やかなつちふまずです。逆にお椀が左右対称でない、歪んでいる、高さが足りない、つぶれてしまっているなどは、あまり歓迎できない状態です。

偏平足《へんぺいそく》とは足裏のアーチ、つまりつちふまずがない状態を指しますが、実は偏平足には健康な偏平足と病的な偏平足の2種類があるのです。

前者は、ふくらはぎの筋肉量が多い人にありがちな偏平足です。ふくらはぎをしっかりと支える必要があるためにつちふまず部分が肉厚になり、逆にくぼみが浅くなります。

一方後者は、足の幅が広がって、本来アーチを描いて並ぶべき中足骨《ちゅうそくこつ》がぺちゃんこにつぶれてしまっているケース。このような足裏では身体の重みや衝撃を支えきれないため、縦のアーチもやがてつぶれてしまいます。

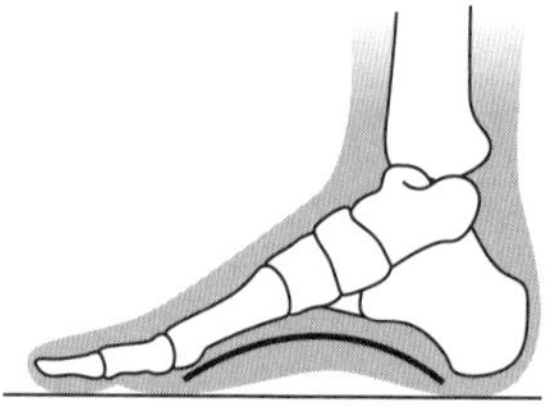
つちふまずがある足

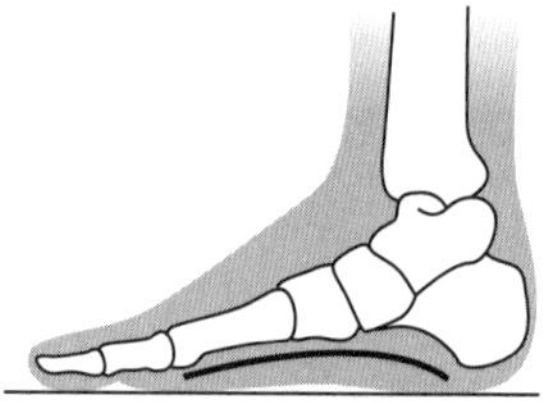
偏平足

また、外反拇趾《がいはんぼし》や内反小趾も、足の指が単体で曲がってしまうわけではなく、縦横のアーチが崩れ、足首の角度がねじれてしまうために起こります。つまり、偏平足の場合と原因は同じ。現れ方が違うだけなのです。

結局、足裏の異常はいずれも、つちふまずのアーチから始まり、両脚がどのように骨盤に接続しているのかという問題に発展していきます。先述したとおり、つちふまずはセンサーですから、大地に対して垂直かどうかを判断します。

例えば骨盤がつちふまずの上に正しくのっていない場合、脳は太ももを外転させたり内転させたりすることで足首の角度を変え、なんとか「垂直に立てている」状況をつくり出します。その結果、つちふまずはその無理やりつくった状況を垂直だと判断してしまう。まさに圧覚が狂った状態です。

圧覚が狂ったまま足裏を使う、つまり立つだけではなく歩く、走るといった動作を行うと、歪みが助長されてアーチはますますつぶれていきます。

このようにして足裏が変形してしまった場合、どうするか。

例えば、踏み竹のように大きなアーチをもったものやもう少し径が細めの麺棒のようなものを足の裏で踏むのが、自宅でできる簡単な方法です。

まずは足の裏に対して横にあてがって、縦のアーチをきちんとつくることからトライしてみてください。単純な方法ですが、地道にやれば効果は現れます。

つちふまずのアーチさえ整えば、圧覚は徐々に戻ってきます。圧覚が戻れば足関節、膝関節、股関節のねじれや歪みも正されてくるはずです。

足の裏を地面に吸いつけるように正しく立つ

では、正しい「立ち方」から説明していきます。

①両足を首の幅に開き、両つちふまずが大地に対して水平に、安定しているイメージをもつ
②頭を両つちふまずの真上にのせる
③骨盤の仙骨、肩甲骨が大地に対して垂直に下りているのを確認する
④つちふまずから体幹まできちんと整ったら、両腕は自然に下ろす

順番に解説していきましょう。
もっとも自然な足の幅は、首の幅。実は首の幅は股関節幅とイコール。つま

り、頭部を支えるのにもっとも適切な幅でもあるのです。

両脚をきちんと揃《そろ》えた「気をつけ」の姿勢は、一見美しく見えますが、実は安定感には欠けます。つちふまずの上に頭部、股関節を正しく構成することができないので、地面に対して垂直、水平位が得られないからです。

また、脚を閉じて立つことで、足の裏全体が歪み、全身が連鎖緊張するため、全身が連鎖

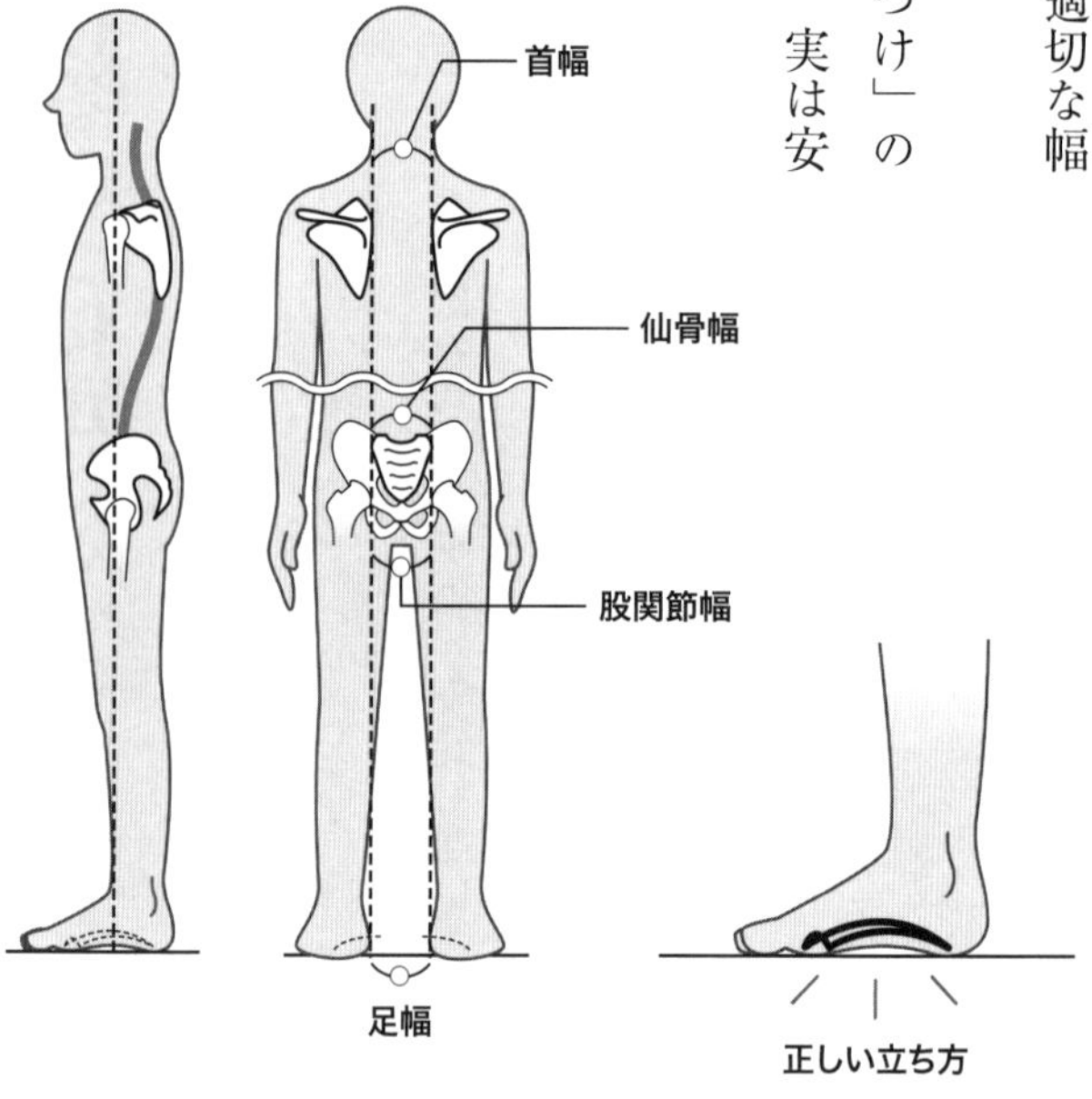

して硬くなってしまいます。これでは自由に、柔軟に動くことはできません。「足かせ」をかけられているような状態だからです。

正しく立つときは、足の指やかかとを地面に吸いつけるようにして柔らかく保ち、つちふまずのアーチが地面に対して垂直・水平に保たれていることを意識します。両のつちふまずでつくったお椀が、両方ともキレイに地面に対して伏せられている状態です。

実はこのつちふまずの状態を明確にイメージすることが、脳を安定させるためにとても大切。このイメージによって、「きちんと立つ」ことがはじめて可能になります。

次に、安定したつちふまずの上に頭部を垂直・水平にのせます。つまり、立つという姿勢の、トップ（頂点）とボトム（土台）を、きちんと意識したうえで決めておきます。

そうすれば、つちふまずと頭部のあいだに両脚、骨盤、胸郭《きょうかく》といった、体軸を構成する部位が自然と配置されます。背骨はまっすぐに伸びているのではなく、あくまでなだらかなS字を描いているのが理想。そして、骨盤の真ん中にある仙骨と、背中にある両の肩甲骨が、地面に対して垂直な逆三角形を形作るように心がけます。

そのうえで、肩の力をすっと抜きます。2、3回、肩を緩《ゆる》やかに上下させると、肩甲骨が自然とまっすぐになり、ムダな力が抜けるので、ぜひチャレンジしてみてください。

次に、腕の下ろし方です。身体にぴったりつける必要はありません。ただ「ぶらさげて」おけばOK。腕を自然に横に下ろすと、身体に対して前側にいく人もいれば、後ろ側にいく人もいます。これはタイプによる違いですので、どちらが正しいということはありません。指先が地面に対して自然に垂直になっていれば問題ありません。

以上が、足の裏を意識した、きちんとした立ち姿です。

この姿勢で、頭の位置を動かさずに体幹をクネクネと動かしてみてください。いつもより動きやすいな、柔らかく自由に動いているな、と感じられたら成功です。

大切なのは、一連の動作がスムーズに、自然にできるようになることです。考えながら動くとかえって手順がわからなくなって、ギクシャクしてしまいます。①〜④の順番を追って行う練習は、ときどき、例えば朝に1分、夜に1分など、時間を決めて行いましょう。ふだんの生活のなかでは「つちふまずの上に脳がのっている」イメージを心がけるだけで、身体や脳への負担はまったく違ってきます。

座るときでも大地を踏みしめる

基本的には、正しく立つ姿勢をそのまま維持しながら座れば、正しく座ることができます。

① 前項を参考にして、椅子の前にきちんと立つ
② つちふまずが床の上に安定していることを意識する
③ ②の両つちふまずの上に頭（脳）をゆっくりと下ろすようにしゃがむ。このとき足の力を抜かず、大地を踏む意識を保つ

ポイントは、全身を、柔らかく一定の速度で動かすこと。その際足の幅は股関節の幅に開いておきます。床に腰を下ろしたり、正座したりする場合も同じ

です。

テレビの時代劇などで、武士の座る姿をよく見てみてください。膝と膝のあいだに、こぶし1個分くらいの幅を開けて正座していることに気づきます。この姿勢を「一足長」といいます。いざというときにパッと攻撃の体勢に移ることができる姿勢です。

逆にいうと、相手が偉い殿様の場合には、膝と膝のあいだは閉じておかないと「無礼」ということになってしまいます。日本人は昔から、効率的な身体の動かし方について、よく理解していたのです。


さて、正しく座るためのコツですが、腰を下ろす動作のあいだも、つちふまずの力は抜かないようにします。また、大きく前傾したりせず、肩甲骨と仙骨を垂直に保つイメージで腰を沈めていきます。常に大地を踏みしめる感覚で行うことが大切です。

もし、足の裏が踏ん張りきれずにフラフラしてしまったら、手のひらを床に向けて前に伸ばしながら腰を下ろしてみてください。またたく間に安定するはずです。

いちばんよくないのは、脚の力を抜いてドスンと腰を下ろすこと。まるで自分の身体を空中に放り出すかのようなこの座り方は、脳の安定とはもっとも遠いところにあるものです。

きちんと座ることができたら、腰を下ろすために使っていた力を抜きましょう。リラックスしても骨盤がきちんと立つため、腰が丸まらないはずです。この状態で体幹を柔らかく動かすことができれば完璧です。

椅子に腰を下ろしてからも、つちふまずは床に向けたままにしておくのが理想。椅子の脚と合わせて、6本の脚で身体を支えます。この姿勢からなら、すっと立ち上がることができるはず。これを「骨格で立つ」といいます。

反動をつけたり、腰に力を入れたりしないと立ち上がれない場合は、きちんと座れていないことになります。

座るところからやり直しましょう。

ところで、長時間同じ姿勢をとり続けるのもまた、よくないことです。

そういう意味においては、ときどき脚を組むのは仕方がないともいえます。

ただし、同じ側の脚ばかりが上にきてしまう場合は、身体に歪みがある証拠です。


さて、肝心なことをお話ししましょう。

椅子に座る動作とは、膝と腰を動かして、沈み込む動作のことです。これはしゃがむ場合も正座をする場合も同様です。

このとき、膝を先に動かすのか腰を先に動かすのか、といったことを聞いてくる人が少なくありません。

ところが実はこれは、前述した「タイプ」の違いなので、気にする必要はありません。

それに、関節を動かす順番をいちいち頭で考えて行っていたら、本能から自然に出てくる、流れるような身体の動きが損なわれてしまいます。

つまり、どちらが正解ということはないのです。

この基本事項をわきまえていないと、スポーツで変なフォームを身につけてしまうことにもなりかねません。

余談ですが、華道や茶道などの伝統文化の世界でも、先生と所作が違うということは悩みのタネになるようです。

しかし、もともと人間は身体の動かし方という意味において、4タイプに分類されるのですから、必ずしも先生と同じタイプであるとは限りません。

自分自身の身体の使い方を、しっかりと覚えることが大切です。

頭が上下に揺れないすり足で歩いてみる

立位とは、身体が骨格の力で安定して支えられている状態のこと。これに動きが伴う際には、強い安定→安定→強い安定……というように、安定感に強弱をつける必要があります。

そのためには、歩き出す前に「つちふまずを意識してきちんと立った姿勢」を整えることが重要です。

①きちんと立った状態から体幹を動かし、重心移動で踏み出す足を垂直に挙上《きょじょう》する

②挙上した足のつちふまずから意識を抜かないように、膝を屈曲連動する

③②で屈曲挙上した脚を、体幹を利用して前方に踏み出す
④つちふまずから着地するような意識で、重心移動を行う
⑤重心移動を完了させ、安定した片足立ちに。反対側の脚は、①の状態になるようスムーズに動かす
⑥①～⑤を繰り返す

大切なのは、足の裏が水平であるという意識を保ったまま動かすことと、足を下ろす際に、垂直に地面を踏むように意識することです。

このように歩くと、滑るような動きになり、頭が上下に揺れなくなります。つまり、脳が、安定したまま空中を運ばれていくわけです。

この歩き方を「静歩行」といいます。

すり足とも呼ばれ、日本の武道や芸能などで使われる、伝統的な歩き方です。

ただ、専門家ですら誤解している方もいらっしゃいますが、単に床を足の裏

でこすればすり足になるというわけではありません。片足で立っている瞬間でも、安定感が途切れない歩き方のことをいうのです。

この歩き方なら、不意に攻撃されても倒れることがありません。

柔道でも、すり足が身についている選手は、足をかけられても、転ぶことはありません。こういう選手は強くなります。

一方、腕を振って足で地面を蹴り出しながら進む歩行を「動歩行」といいます。

腕の反動や筋力を使ってダイナミックに進むことができますが、半面、非常に不安定でもあります。

なぜかというと、つちふまずを意識する瞬間がないからです。何か大きな力が加われば、バランスを失ってしまいます。

歩く動作には、脚の付け根から下だけでなく、体幹の動きも重要です。足を踏み出す際に体幹の初動を用いて骨盤からもち上げていれば、きちんと歩けています。頑張らなくても、自然と膝やつま先が、もち上がるしくみになっているのです。

ところが、体幹の柔軟性が失われて骨盤が動きにくくなると、脚が高くもち上げられなくなってきます。

その結果、つま先が地面にひっかかり、つまずいたり転倒したりしてしまうのです。

高齢者はもちろん、例えば足が遅い子どもには、脚の筋力をつけるよりも先に、柔軟性をアップさせたほうが効果的なこともあるのです。

きちんと歩くためには、体幹の柔軟性が必要です。身につけば、いくつになってもシャキッとした立ち居振る舞いができます。

身体の力を上手に抜けば質の高い睡眠が得られる

睡眠は、脳や身体を休ませるための行為です。

このあいだは何もすることができないので、正しい姿勢を保ったり、つちふまずを意識したりする必要はありません。

ただし、睡眠中に本当に休息できている人は少ないでしょう。日中、つちふまずを基点とした正しい姿勢や動作が行えていない場合、ふだんから筋肉が無意識のうちに緊張しているため、身体が強ばっています。寝ているあいだもその緊張が続くため、脳や身体の疲れがとれないのです。

十分に休むためには、身体を緩ませて、眠るための体勢をきちんと整えることが必要になります。ぬるめのお湯に肩まで浸《つ》かるのもいいでしょう。

横たわるときは全身の力を完全に抜いて、重力にゆだねてください。

腰と敷布団のあいだに隙間が空く場合は、バスタオルを丸めてクッションをつくり、反ってしまった仙骨にあてがい、両膝立のポーズなどで脱力を図ってみるのもいい方法です。

寝相が悪いのはむしろよいことです。

十分に身体の力を抜こうとして、あちこち身体を動かしているのが寝返りの正体。本能的な動作ですから、問題ありません。結果的に力が抜けて、よく休むことができればいいのですから。

ところが、身体の歪みがクセになってしまっていると、力がうまく抜けないことがあります。

ふだんから胸郭を張ったり腰が反ったりしていると仰向けの体勢が息苦しく感じます。そのため腕をバンザイのように頭上にもっていったりして緩和しようとします。胸郭が広がると胸が上方を向き、左右の両肩甲骨がそれに連動して腕を挙上するポジションをとってしまうからです。

朝起きると腕が上がっているという人は胸を張りすぎているということになるので、寝る前に脳や神経をリラックスさせると、うまく力が抜けるようになります。

つちふまずは全身と関係している

本書の大きなテーマは、身体の歪みや痛みといった全身にかかわる問題を、つちふまずというういわば末梢のパーツから解決することです。といっても、足ツボ療法とは根本的に異なります。

足ツボ療法は、東洋医学でいう「経絡《けいらく》」がもとになっています。経絡とは、ある部分を押せば別の部分の痛みが引くといった臨床的な経験を、何百年と積み重ねてきたなかから生まれてきたものです。

今回私が説明している「つちふまずの力」は、もっと具体的な話です。足の裏を基点として、人間の骨格がいかに組み上げられ、どのように動かせば合理的なのか、といった考え方がもとになっています。

まずは、つちふまずが全身と関係していることを理解していただくだけでも、健康づくりやスポーツを楽しむことに役立つのではないかと思います。

さらには痛みや凝り、歪み、動作の際の違和感といったものも、身体に具わった自然な回復力によって、消えていくはずです。

皆さんが本書を手に取られた理由は、「腰の痛みから解放されたい！」「膝痛が辛《つら》くて」……といった具体的なことかもしれませんが、悩みの一つひとつに部分的に取り組んでも、あまり意味がありません。全身へのアプローチが必要なのです。

つちふまずへの意識をキーワードとして、全身的、全体的なものの見方に気づいていただければと思います。

第2章

足の裏と「JIKU」

誰もが「初期設定」されている

これまで、正しい姿勢や動作の定義とそのやり方について説明してきました。けれども本来、そこに説明は要《い》らないはず。人間の身体には、生まれながらにして、脳に「初期設定」が具わっているからです。

にもかかわらず、成長するに従ってさまざまな動作や運動を覚えていくなかで、初期設定どおりに身体を動かせなくなってくることがあります。

スポーツにおいて、指導者などがよかれと思って適切でない身体の使い方を強要してしまったり、あるいは本人の思い込みによって不自然なクセを身につけてしまったりするからです。

そして、ニュートラルな設定を思い出せないまま、日常動作やスポーツを続けてしまう――これは非常に不自然で、ムリのある状態です。身体の取扱説明書である初期設定を無視することは、身体に負担をかけ続けることにほかならないからです。

「よい姿勢」といえば、誰もが、背筋がピンと伸びて胸を張った姿を思い浮かべます。横から見ると、背中が反った状態です。

しかし、1章でも説明したように、ムリに身体をまっすぐにしようとすると、胸や背中など、本来力を入れる必要のない部分の筋肉が緊張してしまいます。そこに不自然な疲れが残って、痛みにつながるわけです。

機械であれば、初期設定と違う使い方をすると、動かないか、あるいは壊れてしまいますが、人間の身体は驚くほど柔軟なため、多少ムリな使い方をしても、なんとかしようとしてしまいます。「おかしいな」「動きにくいな」と感じながらも身体を使い続け、疲労や負担を蓄積させていきます。

これが、関節痛や筋肉の痛みの正体です。

身体が発しているこれらのSOSに気づかないで間違った使い方をし続けていると、いつか限界を迎え、故障やケガにつながります。

ですから一刻も早く、身体の初期設定に合った姿勢や動かし方に戻してあげる必要があるのです。

本来の正しい姿勢とは、4本のアーチがキレイに描かれたつちふまずの上に、まず頭蓋骨が安定した位置にのります。そしてそのあいだに、胸郭・骨盤（股関節）・膝（膝・足《そく》関節）が正しく収まった状態です。

もし、人間の身体がもっと単純にできていたら、つちふまずのすぐ上に、直接脳がのっていたことでしょう。それがいちばん安定するからです。

しかし、実際には、膝関節から頭蓋骨に至るまでに、股関節、背骨、胸郭など、たくさんの骨や関節がありますから、そのそこかしこでバランスが崩れてしまう可能性があります。

それだけ意識的に、理想的な姿勢を手に入れるということは、難易度が高いわけですが、もって生まれた自然な姿勢、動きを続けられていれば、本来は何の問題もないはずです。

足裏を基点として骨格が正しく組み上げられていること。そして全身の筋肉が柔らかく緩んでいること。このふたつが身体の初期設定に沿った正しい姿勢の二大要素です。

のちほど、タイプ別の姿勢や身体の動かし方などを説明しますが、この基本をおさえておくとよりわかりやすいと思います。

脳が何より大切にしているもの

多くの人が間違った解釈をしていますが、筋肉は、ニュートラルな状態では、柔らかいものです。

そもそも筋肉は必ず対《つい》になっていて、片方を縮めると片方が伸びるというように、両者が拮抗《きっこう》しています。例えば、腕を曲げて力こぶをつくると、腕の裏側の筋肉は伸びているはずです。

筋肉はこのふたつの動きが連動して働いています。

つまり、意識的に力を入れていない状態では、柔らかいものなのです。

しかし、身体を鍛え、スポーツの上達を目指す際には、筋肉を鍛えることが奨励されます。こうした「筋力至上主義」も、身体の初期設定を歪め、負担をかける原因となっています。

そして、あるスポーツではどこの筋肉が発達していると有利なのか、あるいは鍛えるためにはどのようなトレーニングをしたらよいか、などといったような理論ばかりが先に立ち、脳を含めた全身トータルでのトレーニングというものが置き去りにされてしまっているように思われるのです。

本来、人間の身体には自分の意思が通じる随意部分と、自分でコントロールできない不随意の部分があります。

筋トレなどで鍛えることができるのは主に前者。心拍や呼吸、内臓の筋肉や感覚器の動きなど、不随意部分をコントロールしているのは自律神経です。

実は、脳が受けもつ仕事としては、不随意運動のほうが圧倒的に比重が大きいのです。いうまでもなく、人間の生命を維持するために欠かせない役割を果たしているからです。

うっかり鼓動が止まったり、勝手に倒れてしまったりといった事態にならないのは、脳が重要な働きとして不随意運動を優先させているからです。


ところが、不随意運動が優先されるあまり、初期設定がおろそかになってしまうことがあります。

例えば、つちふまずの上に安定して脳がのっていない場合、なんとか身体の傾きを正し、安定を取り戻そうとします。

これは無意識に行うものなので、不随意の動きです。ところが、本来は骨格が安定することで柔らかく緩んでいるべきはずの筋肉に、バランスをとるための余計な力が入るため、自然な動きが阻害されて初期設定どおりに使えなかったりします。

そういった異常な事態を無視して筋トレを続けているとどうなるか。

不自然な動作をつくり出し、それを原因とする違和感や痛みといった身体の不調を招くことはもちろん、神経系の働きにも、やがて影響をおよぼします。

実際、フィットネスジムでの筋トレやジョギングなどをハードに行っている人たちのあいだで、自律神経系の疾病が増えているといわれています。

不眠もそのひとつ。

そもそも自律神経は、交感神経と副交感神経によって、緊張と弛緩《しかん》を調整しています。ここが狂うということは、身体を休めるべきときなのにいつまでも興奮が続いてしまうことになります。

現代人は、ただでさえ仕事などで交感神経が強く働いています。パソコンやスマートフォンといった現代特有のツールも、それをさらに助長しています。だからこそ仕事のあとや休日は、できるだけ脳を休める時間が必要なのです。

例えばぶらぶらと散歩したり、あとでご紹介する「軸を整える」トレーニングなどが最適です。

日本人が感覚的に理解できる大切な概念・軸

以上、足の裏を基点とした姿勢や動作について、ご説明してきました。

実は私はこの状態を「軸のある身体」と表現しています。

「あの選手は軸がある」「軸がしっかりしていて動きにムダがない」など、日本人は会話のなかでよく使う表現です。

仮に言葉で説明できず、実際に身体のなかに存在するものではなくても、日本人は感覚として、軸を理解しています。それは、伝統的な武芸や日常の所作といった日本文化のなかに、脈々と息づいているからです。


再三、お話をしていますが、人間が生きていくうえで、守らなければならないものは、脳です。

そして、その脳がよい状態で働くためには、4本のアーチを有したつちふまずの上に脳の水平が保たれ、安定していなければなりません。

もちろん、さまざまな動作のなかで、脳が傾いたりすることはあります。が、脳は極力、その状態に抵抗しようとしているはずです。

そのため「脳を安定させよ」という指令を発し、体勢を立て直そうとします。このとき、筋肉が無意識に緊張するため、凝りが発生するのです。

人間の動きには随意と不随意があると説明しましたが、脳の安定を回復させるために筋肉を緊張させてバランスをとろうとするのは、不随意の動きです。自分で意識してコントロールすることはできません。

例えば、片足をもち上げて一本足で立とうとするときに両手を広げるのは、無意識のうちにバランスをとろうとしているからです。この両手の動きは不随意の動きです。意識して両手を上げまいとすると、今度は他の部分でバランスをとろうとして、背中や腰の筋肉が緊張してしまいます。

また、片足でバランスをとった状態で、両手に何か作業をさせようとするとどうでしょう。

両足を大地に下ろした状態で行うよりも、うまくいかないことは明らかです。両手はバランサーとしての働きを優先してしまい、そのほかの作業は二の次になってしまうからです。


少し大げさな言い方ですが、つちふまずを意識せずに立つということは、これと同じ状態です。つまり、脳を安定させるために身体のさまざまな部位の筋肉が緊張するため、凝りを招いたり、十分なパフォーマンスができなかったりします。

ただし、片足で立っていても、軸をつくれれば話は別です。

片足でバランスをとりながら、パワーとスピードを兼ね備えた球を投げたり打ったりすることのできる野球選手を、皆さんはご存じだと思います。

また、ヨガのポーズにも、片足で安定するものはたくさんあります。

これらは、立位側の片足の裏に重心をつくり、軸を整え直している状態だといえます。


人間の骨格にはいくつもの関節があって、ねじったり曲げたりといった、さまざまな動きが可能です。軸も同じ。つちふまずを基点とした垂直方向だけでなく、多重的、重層的につくることが可能です。


軸は本来、あれこれ考えてつくるものではありません。

ある条件が整えば、脳が勝手に軸をつくります。

というのも、骨格がどのような形になっているか、脳は驚くほど正確に把握しているからです。

骨格の秩序をイメージする脳の機能は、骨を強くするしくみと関係があるのかもしれません。

「ピエゾ効果」といって、ある種の物質に圧力をかけると、電気が発生することがあります。

人間の骨にも、同様のことが起こります。

つまり、骨が重力を感じると脳に電気的シグナルが発生し、カルシウムを骨に溜《た》め込むよう、代謝機能に命令が伝わるのです。

全身の骨格が軸を有することで秩序ある構成を獲得できればつちふまずが正しく機能して、地面から入ってくる重力の刺激を、正確に脳に伝えることができるのです。

あなたの身体に「JIKU」はあるか？

ではここで、「軸のつくり方」を具体的に説明していきましょう。

本来、軸はつくるものではなく、自然にあるもの。ですからここでは「軸のある状態」を説明していきます。

軸のある状態とは、つちふまずと頭蓋骨のあいだで、①つちふまず、②両膝関節、③両股関節、④みぞおち、⑤首の付け根の5つのポイントが、重心線上に正しく並んでいることをいいます。

例えば⑤のポイントを基点として首は円運動が行えるようになっていますし、④のポイントを中心として胴体を前後左右に動かすことができる……つまり、5つのポイントはそれぞれ異なる動きや役割をする部位を結ぶ関節上にあります。人間の身体は、これらのポイントが軸となって、身体をねじったり曲げたりといったダイナミックな動きが可能になっているのです。
この5つのポイントが重心線上にあれば、それぞれがどんな動きをしようとも、身体全体のバランスは安定し、脳の安定も保たれます。

実は、この5つのポイントのうち、3つをまっすぐ揃えれば、身体には軸ができます。
この3つの組み合わせは、大きくふたつのタイプがあります。
Aのタイプは「①つちふまず、②両膝関節、④みぞおち」。
Bのタイプは「①つちふまず、③両股関節、⑤首の付け根」。
どちらのタイプにも、基点としてつちふまずが入っていることに注目してください。

これは、つちふまずが安定していれば脳も安定するため、身体のどこにも緊張がなく、筋肉も柔らかくリラックスしているからです。この状態は、軸がつくりやすい。軸ができれば最小限の作用で大きく出力できますし、パフォーマンスも上がります。

一方で、若い頃は抜群のパフォーマンスでも、年をとるにつれて落ちるといったことが起こります。これはもともと、筋肉のパワーで無理やり動かしていたのが、年齢とともに筋肉の負担が限界を超えて、パフォーマンスの低下につながったものです。

このとき、身体に軸をつくることを体得していれば、若い頃と同じような高いパフォーマンスを挙げ続けることも可能です。

現に、私のアドバイスで足の裏を意識したトレーニングを行い、若い頃をしのぐ成績をはじき出したアスリートもたくさんいます。

実はこの効果はスポーツだけではありません。

軸ができているということは、つちふまずおよび脳が安定しているということですから、仕事の能率すらも向上するのです。

ではここで、足の裏が真に安定しているかを確認する実験を行ってみましょう。

① 椅子に座れる位置に、脚を股関節の幅に開いて自然に立つ

②「つちふまずが地面に対して水平である」「脳が安定している」と感じる

③ ②の感覚を保ちながら、つちふまずを地面につけたまま、静かに腰を下ろす

この状態で、誰かに手のひらで上体を押してもらってください。相当力を入れて押してみても、倒れていくことはないはずです。

次に、もう一度立って、何も考えずにドスンと座ってみてください。同様に押してもらうと、簡単に倒れてしまうはずです。

つまり、足裏の上にしっかりと軸ができている身体は、力まなくても安定できるのです。身体にムリな負担をかけることもありません。

最初の座位では、肩甲骨、骨盤が地面に対してまっすぐに立っています。力を抜いても背中が丸まらず、正しい姿勢のままリラックスできている状態です。

一方、足裏が安定していないと、軸をつくることができません。骨盤は後傾（骨盤が寝る）しますし、結果、腰椎《ようつい》に負担をかけます。

いざ、軸をつくってみると「心地よい」とか「さわやかだ」という実感は伴わないかもしれません。ですが、これがふつうであり、極めて自然な状態であるということを考えれば、何も感じないのが当然なのです。

ニュートラルゾーンに戻るために

足裏が安定していないと、身体は本来のパワーを発揮しきれず、肉体的な疲れや凝りを引き起こします。それはやがて、精神的な疲れも招きます。

身体のバランスをとることだけで四苦八苦しているうえ、デスクワークなどの仕事が重なってくれば、一日の終わりには脳がヘトヘトになって当然です。

また、筋肉は無意識に緊張し続け、緩むことがないため、凝りが蓄積されていきます。

一方で脳も安定を得ようと必死になるため自律神経が過敏になって、身体がなかなかオフの状態に切り替わりません。

するとどうなるか。第一に、質のよい睡眠をとることができなくなります。

朝、「疲れがとれない」「ツライ」などと思いながらも起き出して、一日が始まる——こうして疲れが癒されないまま、新たな疲労がどんどん上乗せされていきます。

こうした悪循環を断ち切るためには、どうしたらいいでしょう。

それは、まず第一に「健康のためには身体を鍛えなければならない」といった思い込みを捨てることです。

足の裏が安定していない歪んだ身体でいくら鍛えようとしても、身体にムリがかかるばかりだからです。

次に、正しく立つ、座るといった、基本姿勢を身につけましょう。それは足の裏が安定し、身体に軸がつくられ、筋肉が柔らかく緩んでいる状態です。

このとき、長年の間違った姿勢や動き方によって、身体に歪みがある人は、正しい姿勢をつくるのが難しいかもしれません。その場合はムリをせず、1章でご紹介した方法でつちふまずの感覚を養うことから始めてください。

さて、身体に何の痛みも凝りも感じず、リラックスして立てるようになったら、それがあなたの「ニュートラルゾーン」です。その状態が、健康であり、ふつうであるということ。

スポーツを始めるとすれば、ここがスタート地点です。あとはそれぞれのスポーツのなかで、いかに軸をつくりながら正しく身体を動かすか、といったことがポイントになってきます。

もちろん、一度ニュートラルゾーンに到達したとしても、疲れをまったく感じなくなるわけではありません。その場合は、疲れを毎日きちんととってリセットするということも必要になってきます。

常にニュートラルに身体を戻すことを意識しましょう。

例えば、長時間同じ姿勢をとり続けない、ということもひとつの方法。

小さな子どもが落ち着きなく身体をモゾモゾさせているのを見ることがあると思いますが、あれは実は、人間の本能です。身体にとっていちばんいい状態を模索して、本能的に軸をつくり直しているのです。

同様に、デスクワークの最中などに体幹を動かしたり姿勢を変えたり、立ち上がって少し歩き回ったりしてみてください。その際に、つちふまずを意識することを忘れずに。

次に、仕事以外の時間には、脳を休ませてあげましょう。

脳や身体は日中、緊張状態にあります。ニュートラルゾーンに戻すためのいちばん簡単な方法は、ゆっくりと大きな深呼吸をすること。

そして、次にいいのは、散歩です。決してウォーキングではなく、心の赴くままに、自分の好きなコースをぷらぷらと歩いてみてください。

つちふまず効果①

身体全体を美しく整える

足裏を安定させて、いつも身体に軸ができるよう意識していると、若々しい美しさを保つことができます。

キリッとしていて芯のある美しさを表すのに「凛《りん》としている」という表現がありますが、つちふまずを基点にしっかりと立てている人は皆、正に凛としています。一つひとつの動きにムダがないので、機能的で洗練された美しさが感じられるのです。

そうした「たたずまいの美」とは別に、実際にスタイルが整うという側面もあります。骨格や内臓面から見てもスタイルアップの効果は大きいのです。

例えば、つちふまずを意識しない座位がクセになっていると、骨盤が後傾した状態に骨格が歪んできます。

自然な姿勢とは、背骨がなだらかなS字を描いている状態。しかし、骨盤が傾いているとS字が失われてしまい、背中が丸まっていきます。また骨格は「器」ですから、器の形が変われば中身である内臓も変化してきます。

内臓の変化でいえば、骨盤が後傾すると胃腸が下垂し、そのぶんお腹《なか》が突き出たように見えます。胸が柔らかく張られ、ウエストが引き締まった、若々しく美しいとされる体型とは正反対になってしまうわけです。

また、本来は、胸郭はまっすぐに骨盤の上にのっているものですが、どちらかがずれると、それに対応して胸郭が広がりすぎたり、股関節の位置が変わったりしてしまいます。これにより、ウエストや腰、脚が実際以上に太く見えてしまうこともあります。

また美容面ということでいえば、全身、とくに肩まわりの血行が改善されると、肌に水分や栄養が届きやすくなります。女性の悩みである、顔色のくすみや肌の乾燥も緩和されます。

さらに、フェイスラインでさえひきしまる可能性があります。

なぜなら、骨格の歪みは顔のバランスにも関係するからです。頭蓋骨、とくに顎《あご》の先端は手足の先と同じく身体の末端であり、バランサーとして働く部分です。身体に歪みがあると、首の付け根や顎関節でバランスをとろうとするので、顎関節がずれたり、表情筋が緊張したりします。これらによって次第に左右がアンバランスになっていくのです。

私は、俳優、女優といった職業の方に、足裏を安定させて軸をつくるためのアドバイスをすることがよくあります。あるとき、ある女優さんに対して、妊娠から出産、産後までの身体のケアをアドバイスしました。

一般に、出産を控えた女性の身体は、お腹が前にせり出してうしろ重心になります。また、出産で骨盤が開くこともあり、体型をもとに戻すのに苦労している女性も少なくありません。腰痛が起こるようになった人もいます。

これは、妊娠すると、赤ちゃんがいちばん大切な存在になるためです。お腹のなかで日々育っていく大切な赤ちゃんのために、お母さんは無理をしてでもスペースを確保します。そのためのやむを得ない変化なのです。

ところが私がアドバイスをした女優さんは、妊娠期間を通してずっと身体がそっくり返ることはありませんでした。実は、それでも赤ちゃんには、何の影響もありません。むしろ、お腹のなかが赤ちゃんにとって非常にいい状態に整えられていると、ドクターも驚いたのだとか。もちろん産後も非常に速やかに、体型が戻っていました。

もちろん女優という職業柄、妊娠する前から軸を意識し、つちふまずを意識していたからこそ、可能だったことだといえます。つまり、あらかじめ軸がつくられている身体であれば、妊娠という特別な時期であっても、身体を整え続けることは可能なのです。

つちふまず効果②

身体本来の力を取り戻す

足裏が安定することのメリットその2は、筋肉の凝りや、凝りが原因である頭痛、眼の疲れなどがなくなることです。骨格の歪みが改善されて、なかに収まっている内臓も本来の働きを取り戻します。

肩凝りが慢性的になっている人の場合、息が浅くなり、本来の呼吸ができなくなってしまっていると考えられます。これは体幹の筋肉が強ばり、胸郭を自由に動かすことができなくなるからです。肺が膨らんだり、しぼんだりといった一連の呼吸の動きが阻害されているのです。

呼吸が浅くなると、血液中の酸素濃度が低くなってしまいます。そのままでは全身に酸素が十分に行き渡らないため、身体は心拍数を上げて対応しようとします。これにより、心臓への負担が大きくなります。

また、骨格が歪むと、内臓が筋肉で支えきれなくなり、重力によって下垂してきます。胃腸の働きが悪くなり、胃もたれや便秘、下痢といった不調が起こりやすくなるのです。さらに胃腸がうまく働かなくなると、食物から効率的に栄養を取り込めなくなります。こうしたことが蓄積され、全身の疲れやすさや不調につながったり、果てはさまざまな生活習慣病を引き起こすことも考えられます。

人間の身体には本来、サプリメントや薬に頼らなくても、自分で病気を防げる、つまり自然治癒力が具わっているものです。つちふまずを働かせる……身体をニュートラルゾーンに戻すとは、その力を取り戻すことでもあります。

身体の歪みが改善されると、全身の血行がよくなり代謝もアップします。身体の隅々に栄養や酸素を届ける、二酸化炭素や毒素、老廃物を体外に排出するといった、血流の働きがスムーズに行われるようになるので、身体本来の免疫力、治癒力を取り戻すことができます。また平均体温が上がるので、ウイルスや病原菌に強い身体になります。

足裏を意識して軸をつくるだけでも、基礎代謝はかなり上がるはずです。さらに日常の習慣をちょっと工夫して、その効果を高めてみましょう。

まず、お風呂はシャワーでなく湯船に浸かること。ぬるめのお湯に肩まで浸かりながら、大きく深呼吸を繰り返します。これだけでも代謝は高まります。

さらに、手のひらや足の指といった末端部分をやさしくもんだりさすったりして刺激します。軽く頭をタッピングしてもよいでしょう。肩関節、股関節などを回す運動も、代謝アップには大きな効果があります。

第3章

1

あちこち痛いのは何が悪いのか

身体に痛みが起こる理由

現代人は、誰もが身体のそこかしこに痛みや悩みを抱えています。代表的なのが腰痛や肩の凝り、痛み。また膝、肘、首、手首などの関節が動かしにくい、動かそうとすると痛みが生じるという人もいます。

激しい運動をしたり、強い衝撃を与えたりしたわけでもなく、ふつうに、当たり前に生活しているはずなのに、痛みが起こってくるのは不思議な気がします。しかし、何事にも必ず理由と結果があるもの。まずは人間の身体の構造を理解して、痛みの原因を探っていきましょう。

凝りや痛み、身体の故障は、次のような4つのプロセスを踏んで生じます。

①足の裏が安定しなくなる

二本の足で大地に立つ人間にとって、まさに足元を揺るがすような事態です。

②各部の筋肉に緊張が起こる

バランスをとろうとして、脳が体幹や四肢の筋肉を強ばらせるためです。

③骨格が歪む

これにより、身体の初期設定に則《のっと》った動きが、ますますできにくくなります。

④脳の疲労が極限に達する

身体のそこかしこに痛みが生じます。

しかし、必ず「この順番を踏んで痛みが起こる」わけではありません。人間の身体には許容力があり、その都度《つど》、状況になんとか対応しようとするため、原因がすぐに結果へと直結するとは限らないのです。

ときには相互に作用し合い、ときには悪循環を起こしながら、徐々に、さらに悪い状況へと進んでいきます。違和感から痛みへ、故障へと連鎖していくのです。

痛みが出るメカニズム 原因①

圧覚が狂う理由

では、凝りや痛みが起こる4段階のプロセスについて、一つひとつ説明していきましょう。

最初は、足裏から始まります。

人間は脊椎《せきつい》動物ですから、脳、つまり頭を中心に身体が成り立っています。脳がきちんと空中に安定している状態をつくるのが、脊椎動物としての大前提なのです。

さらに人間は二足歩行の動物ですので、左右のつちふまずの上に、頭が水平にのっている状態が理想です。これが「きちんと立てている」ということであり、軸ができている姿勢なのです。

骨格がバランスよく組み立てられ、脳が水平を保っていられる状態であれば問題は生じません。しかし、何らかの理由でつちふまずの上に頭がきちんとのらなくなると、脳は異常を感じます。空中にうまく安定できる場所を確保すべく、バランスをとりながら微調整をするようになるのです。結果的に軸がなくなって、重心がフラフラしている状態となる——これが、痛みが生じるメカニズムの第一段階です。

では、つちふまずが安定しないのは、なぜなのでしょう。

それは足裏そのものの構造に関係しています。

1章でもご説明しましたが、足には、足の指骨の付け根および足首付近、つまりつちふまずの前側・うしろ側を通る「横のアーチ」2本と、つちふまずの内側、つまり人差し指と外側、薬指を通る「縦のアーチ」の4本が存在します。

この4本のアーチが交差した立体的な構造が、つちふまずを形作っています。

そして、足首や足の甲には、小さな骨が複雑に集まっています。これは、多方向から負荷がかかっても対応できるよう、関節に柔軟性・可動性をもたせるため。だからこそ、人間は歩くことはもちろん、走ったり、跳んだり、跳躍しながら回転したりといった、さまざまなダイナミックな動きが可能なのです。

実は、これは非常に優れた驚くべきしくみです。ロボットで人間の歩行を再現するのは大変難しいといわれています。再現できたとしても、人間の流れるような美しい動きとはほど遠い、ギクシャクした動きになってしまいます。

一方で、足がこのように精緻《せいち》で複雑なつくりだからこそ、影響を大きく受けやすいという側面もあります。

つちふまずの上に骨盤がのり、背骨がきちんと組み上がって、脳を支えているというのが、本来あるべき正しい姿勢です。

ところが、つちふまずを意識せずに立つクセがついてしまい、さらにその状態で日常動作やスポーツを行っていくと、次第につちふまずの「圧覚」が狂ってきます。

繰り返しになりますが、圧覚とは、「大地の上に垂直に立てている」という感覚のことで、足の裏が脳に伝えている、もっとも重要な信号です。

圧覚が狂うと、脳は「安定していない」というストレスを感じ、足の指や甲にある小さな関節、さらに足関節、膝関節、股関節といったさまざまな関節の角度を微妙に調整して、水平を取り戻そうとします。

結果として、つちふまずを構成する4本のアーチが歪み、圧覚が狂い……といった悪循環を招いてしまうのです。

これが足の裏が安定せず、軸のある正しい姿勢が保てなくなる原因です。

不自然な緊張を強いる

脳の安定は人間にとって最大のミッションです。

足裏の安定が得られず骨格のバランスが崩れたとしても、状況にはとりあえず適応しなければなりません。そこで、首の付け根、胴体などを本来の位置から少しずつずらしてでも、バランスをとり、補整しようとします。

つまり、関節があるべき位置からずれるということで、そうすると体幹にねじれが加わり、筋肉に無意識の緊張が生まれます。

これが「凝り」の原因です。

凝りはそもそも、現象としては筋肉痛と大きな違いはありません。

筋肉痛とは疲労物質が筋肉線維に溜まったために筋肉がうまく収縮できなく

なりかたく強ばっている状態。疲労が強くなると、炎症が起こって筋肉に痛みや熱を感じるようになります。

凝りも同様に、疲労による筋肉のダメージです。

しかし、運動によって引き起こされる筋肉痛は比較的治りやすい一方で、バランスをとろうとして無意識に緊張させた筋肉は、その原因をなんとかしなければ、いつまで経《た》ってももとに戻りません。

さらに、この筋緊張がもとになって、付随する関節がうまく動かないなど、二次的な不調を招くこともあります。

つまり、何事もまずは身体のアンバランスを補整しなければならないということです。

また脳は、身体のバランスをとるために、手や足を錘《おもり》として使うという選択肢を選ばざるを得ないこともあります。

もともと手や足には、例えばボールを投げる、走る、ジャンプするなど、道具としての働きが要求されています。軸ができている状態なら、もって生まれた使いやすい角度で何の問題もなくその役割を果たしていたわけです。

ところが、錘として使われたとたん、関節の角度や筋肉の緊張状態に狂いが生じます。

つまり、もともとの設計図にない動きを強《し》いられるわけです。機械ならば壊れてしまうところですが、人間は機械よりも高性能で柔軟性が高いため、その場ではなんとかなってしまうのです。

というのも、人間の身体は隅々まで、ある程度の余裕をもってつくられています。建築物に、よく「遊びをもたせる」という言い方をしますが、人間の身体も同様です。

例えば人差し指をピンと伸ばしてみましょう。自力では決まった角度以上は伸ばすことができませんし、また本来の機能からいって、それ以上伸ばす必要はありません。しかし、力を加えると多少、しならせることができます。

足首などはその最たるものです。デコボコの道を歩いていて、ふとした拍子に「グキッ」となってしまうことがあります。

手酷《てひど》くやってしまったとき以外は、これで調整がとれてしまうのです。

このように人間の身体は対応力に富んだしくみをもってはいます。しかし、本来の使い方に沿わない動きを強いられ続けると、少しずつムリが生じ、最終的には音を上げてしまうのです。

これが、痛みの生じるメカニズムのふたつめです。

痛みが出るメカニズム 原因③

さまざまな影響をおよぼす骨格の歪み

どこに凝りや痛みが起こるかは、身体のタイプや生活様式、行うスポーツの種類などによって異なります。

痛みがどこに現れるにせよ、原因はひとつ、つちふまずの上に脳が安定してのっていないから、ということに尽きます。秩序を取り戻そうとする反応が、身体にムリをかけているのです。

常に続く筋肉の緊張が骨格に影響し、身体の歪みを引き起こすこと。それが痛みのメカニズム第3段階です。

身体が歪むことそのものが悪いということではありません。そもそも骨格は、歪みに耐えられるようにできているからです。

ただし、左右や前後のバランスが崩れてしまった身体に対してさらにトレーニングなどで負荷をかけると、歪みを定着させることになってしまいます。歪みがあるとそこに関連する筋肉が緊張し、関節の動きが低下するからです。

さらに、その関節にムリな使い方をさせることにより、また別の部分の筋肉が緊張するという、連鎖反応が起きてしまいます。

さまざまな筋肉が緊張することで、関節の可動域がさらに狭まり、体幹の柔軟性も次第に失われていきます。とくに体幹は、身体を支える核となる部分です。うまく動かせなくなると、さまざまな弊害をもたらします。

バランスがとりづらくなって動きにムリが生じ、腰や背中、股関節といった体幹のみならず、末梢部の痛みをも引き起こしてしまいかねません。

骨格が歪むと、つちふまずの上に体幹が正しくのらなくなります。すると、骨格という〝器〟が不安定になり、内臓の位置も定まらず、重力に負けてあちこちへ移動してしまいます。下垂するということもありますし、内臓同士の位置関係によっては、横にずれたり、上に位置する内臓に押しつぶされるような場合もあるでしょう。

とくに、女性は内臓が下垂しやすい傾向があります。内臓は筋肉によって腹《ふく》腔《くう》のあるべき位置に収められていますが、全体的に筋力の弱い女性は重力の影響を受けやすい傾向にあるのです。骨格の歪みだけでなく、単純に体幹の筋力低下によって内臓が下垂する場合もあります。

位置が変わったり、場合によっては変形したりすることで、内臓も本来の機能を果たせなくなります。胃腸であれば消化機能に問題が生じます。外見上も、ウエストが太くなり、下腹のあたりがぽっこりと前に突き出て、スタイルが悪く見えます。このように、骨格の歪みによる影響は数多く、また軽いものから深刻なものまで、その程度も多岐にわたります。

とはいっても、歪みがそのままかたまって、もとに戻らなくなってしまうわけではありません。何十年と蓄積されて、軟骨が変形する場合もありますが、そうでない限り、きっかけを与えれば自然に戻るものです。

力ずくで矯正する必要もありません。人間の身体は半年のあいだにすべての組織が入れ替わるようにできています。そのあいだに、自分に合った正しい動きをしていくことで、組織があるべき位置に形成されていきます。

ですから、「歪んでしまったんだ、どうしよう」というような絶望的な話ではないのです。歪みは一定の刺激に対するリアクションであり、動きから動きへの移行の段階だというふうに捉《とら》えてください。

ただし、歪んでしまったからといって、外部から力を加えてもとに戻しても意味がありません。そのときは正しい位置に収まったかに見えますが、しばらくすればまた同じ歪みを生じることになります。それどころか、すでに歪みの起こっている身体に対して新たな刺激を与えることになりますので、また別の歪みの連鎖を引き起こしてしまう可能性もあるのです。

痛みが出るメカニズム 原因④

脳が悲鳴をあげている

前項でご説明したように、足の裏の上にきちんとのることでバランスをとり戻そうとする脳の働きで、身体に歪みが起こります。言い換えれば、脳は常に「安定を得られない」という不安感から、さまざまな負担を感じているのです。

よくある例として、左右のどちらかに重心が傾いている人に歪みの連鎖がどう起きているかをご説明しましょう。ここでは、左に傾いている場合を取り上げます。

① 頭が左足上にのりすぎたことで胸郭が左に傾き、骨盤は右に回旋する。肩や腕が補整する

② 頭・首・胸郭、骨盤が右に回旋。脚は重心のバランスをとるために左に回旋

し、補整する

③胸郭が右に回旋している状態だが、顔を正面に向けるために、右肩を挙上させつつ前に出して方向を補整

④左肩は、下げつつ背中側に補整。すると腕が外側を向いてしまうので、肘の向きで補整

⑤脚が左側に回旋しているので、正面に向けるため膝を曲げて補整

⑥膝をまっすぐにするため、さらに頭部や骨盤を前後に動かして補整をかける

いかがでしょうか。つちふまずの上に脳が正しくのっていない状態では、バランスをとるために、脳がこれだけのことを行って、やっとつじつまを合わせているのです。その状態で、歩く、階段を上る、電車に乗る、座ってコーヒーを飲む、重いものをもつ……といった、さまざまな日常動作も行っています。

つまり、つちふまずが機能していない場合、脳は四六時中ものすごい負担を強いられていることになります。身体の初期設定を無視したまま、どうにかつ

じつまだけ合わせて動作を行っているため、脳にとっても身体にとっても不自然な状態が続きます。最初は各部位がわずかに使いにくかったり、違和感を覚えるだけだったのが、痛みにまで進行してしまったとしたら、限界がすぐそこまで近づいているのだということを理解してください。

そのうえ、健康＝運動という思い込みが世の中には広く流布《るふ》しています。凝りや痛みは「運動不足のせい」と誤解して、フィットネスジムに通い、筋肉に重い負荷を与え続けます。

脳や身体は、歪みを補整するために許容量限界まで負荷を与えられている状態です。そこに激しいトレーニングを積めばどうなるでしょうか。早晩、限界を突破して、オーバーヒート、故障、といった結果を迎えることになります。

今の自分の身体の状態を正しく見極め、身体に合ったものを実践していくのがいちばん脳と身体にやさしく、結果を出せる方法です。トレーニングをして効果があるのは、健康＝ニュートラルゾーンにある人だけ。まずはそこに至るまでの準備をしていかなければなりません。

では何をすればいいのか。むしろ私は、何もしないことをおすすめします。もしくは、フォームや記録などに捉われず、本能のままに身体を動かすということが、もっとも現代人に求められている運動だと思います。

例えばプールに入って歩行をしたり、あまり頑張らず、心地よさを感じられる程度に泳いだりしてみる。または自然のなかをてくてく、ダラダラと歩きながら、ゆったりと呼吸をする。床にゴロンと横たわって、手足を自由に振ってみる。そんなふうにある意味、緊張感なく身体を動かすことで、脳が休まり、体幹をコントロールする感覚が戻ってくることも多いのです。

「健康のために運動を頑張る」のは、そろそろ終わりにしましょう。

身体のあちこちに起こる痛みとその原因

次に、身体の部位別に痛むメカニズムを見ていきましょう。

悩み1——腰の痛み

現代人にもっとも多い悩みのひとつ。腰は人間の身体の「カナメ」。上半身と下半身をつなぐ部分ですから、負担もかかりやすくなっています。

腰痛の原因は大きくふたつに分けられます。

ひとつは、胸郭と骨盤の関係悪化。上半身に原因があるパターンです。なぜ胸郭と骨盤の関係が悪くなってしまったのか、原因を追究していくと、やはり、つちふまずの上にきちんと頭がのっていないことが根本原因です。

上半身から起こる腰痛では、例えば次のようなプロセスが考えられます。

①疲労等で頭部がつちふまずの上にのっていないことから重心を補整するために体幹部と腕・脚部を緊張させる

②重心の補整を、とくに上半身で行ったため、胸郭の動きが不自然になり、左右いずれかに傾いて、肩や背中の緊張度も高くなる

③胸郭に柔軟性がなく、骨盤の上に正しくのっていない状態が続くことで腰に痛みが出る

もうひとつは、骨盤と股関節の関係悪化、つまり下半身に起因する腰痛です。

①疲労等でつちふまずが地面に対して正しく使われないことから、重心を補整するために体幹部を緊張させる

②重心の補整をとくに下半身と脚で行ったため、股関節を中心とした骨盤周辺部が大きくくずれる。筋緊張も高くなる

③ ②で歪んでしまった下半身に合わせて上半身が補整を重ねるため、骨盤に対して胸郭の位置が不自然な状態が続き、腰に痛みが出る

悩み2――膝関節の痛み

膝関節の痛みを引き起こしているのもつちふまずです。腰痛の出るメカニズムと同様、ふたつのパターンがあります。

ひとつめは、歪んだ骨盤、股関節に対して補整を行う大腿部側から膝関節にムリをかけてしまうケースです。つちふまずの上に頭がきちんとのっていないと、体幹の筋肉が緊張して骨盤の向きが傾き、股関節がうまくはまらなくなります。

全身で補整を行うことでさらに膝の向きも不自然になり、常にねじれた状態が続くことになるのです。また、一方の膝関節に重心が偏ることで、その関節への負担が増して、状況を悪化させていきます。

①つちふまずの上に頭が正しくのっていないため、傾きを補整しようと体幹の筋肉が左右非対称に緊張して体幹が歪む
②上半身の歪みに沿って骨盤の向きも左右いずれかに回旋する
③骨盤が傾くため、大腿骨の向きとずれて、股関節が正しくはまらなくなる
④股関節が食い違っているため、大腿骨がさらに補整を行うことで完全に左右揃わなくなり、膝関節にねじれが生じる
⑤そのままふだんの生活を続けると膝関節への負担が蓄積し、痛みを生じる

もうひとつは、足裏からダイレクトに膝関節へと影響するケースです。疲労等でつちふまずから足首、ふくらはぎに至るまでの筋肉が歪み、結果、足裏の形が崩れ、膝から下で全身を支えられなくなっている状態です。膝関節は蝶番《ちょうつがい》のような曲げ伸ばしだけでなく、回旋も同時に行える複雑な構造をしているので、多少の歪みに対しては、なんとか対応し補整することができるのですが、ムリ

な状態で使い続けると、半月板損傷など、膝の故障にもつながります。

①つちふまず、足首、ふくらはぎが疲労し、足裏が変形する

②地面に対して正しく足の裏が使われないため、脚・全身が補整を行ってしまい、股関節・膝関節・足関節・足裏と、それぞれに痛みが発生

③そのまま使い続けると、足首にも膝関節にも負担が蓄積し、痛みを生じる

悩み3――首の痛み

首は頭と脳をダイレクトに支える部分です。重い頭部を支えるために全身をコントロールしているので体幹、膝など首から下のいずれかに問題が発生しやすく、頭の下につちふまずが位置しないことで、脳が安定できない状態が続く場合、首を傾けることによってバランスを補整しようとします。

ところが首がすでに傾いている状態なので、さらに前後あるいは左右に動かそうとするとムリが生じます。これが、首の痛みの正体です。

もうおわかりだと思いますが、この場合も、足の裏が安定していないために、体幹や下半身も位置が定まらず、脳に余計なストレスをかけてしまうのです。首が前後や左右に動かない、または動かそうとすると痛い、という場合は、次のようなメカニズムが考えられます。

①頭・体幹がつちふまずの上のあるべき位置から前側にずれてしまっていることで、足の裏が安定していない

②バランスをとろうと補整を行うことで、胸郭の位置・角度を変えてしまう。当然骨盤もそれに伴う

③体幹部が歪んでも、頭部はまっすぐ前を向く必要があるので、首を動かし、正面を見るようにして傾きを補整する

④首の筋肉が緊張して関節の可動域が狭まり、部分的にしか動かせなくなる

⑤首での調整だけでは十分ではないため、肋骨・肩腕部の挙上・変形等で補う

首が左右に動かせない場合は、やはり体幹の位置がつちふまずの上から左右のいずれかにずれ、胸郭や骨盤の位置関係に歪みが起こっていることが原因です。

①頭・体幹部がつちふまずの上にきちんとのらず、左右のいずれかにずれてしまっている

②脳が体幹の傾きを補整しようとして、首や脊柱をねじって頭部を安定させようとする

③首はすでにずれている状態なので、ねじれている方向にそれ以上回そうとすると痛みが生じる

悩み4——肩の痛み

肩は肩甲骨、鎖骨、肘、手首を含めた腕全体がひとつながりになって動く部分。痛みの原因が腕や手首など、肩以外の部分にある場合も少なくありません。

例えばつちふまずが安定していない、つまり身体に軸がつくれない場合は、往々《おうおう》にして腕を全身安定のためのバランサーとして使うことになります。

すると、理想的でない動作をさせた場合などに、親指と手首の位置がずれてしまうことがあります。必然的に、肘も本来とは違う動きをさせられるため、肩の向きが変わってしまいます。これを続けるうちに負担が積み重なり、痛みとなって現れるのです。

また、肩の上のユニットが接続する体幹部自体が歪んでいることで肩甲骨がきちんと収まっていない状態も考えられます。

①頭・体幹がつちふまずの上にきちんとのっていないため、全身に歪みが発生。バランスをとろうとして、肩のユニットで補整する

②腕を不自然に動かすため、肩まわりの筋肉が緊張して肩凝りや肩の痛みが生じる

③腕を不自然にバランサーとして使いながら、そのうえで日常動作やスポーツ

を行う

④手首、指などが不自然な動きを強いられ、ムリがかかる（ここで、それぞれの関節に痛みが出る場合も）

⑤末端の関節の動きが肘関節にも影響し、本来の動きができなくなる

⑥肘からつながっている上腕の向きがねじれ、肩関節に負担をかける

⑦負担が蓄積して痛みを生じる

つちふまずを取り戻すために

さて、身体に起こる大局的な痛みも、部位ごとの強ばりや違和感も、結局は骨格がバランスを失うことによって起こる障害だということがおわかりいただけたかと思います。

つまり、おかしな痛みを解決するためには、足の裏を安定させ、身体（骨格）をニュートラルな状態に戻すことが必要になってきます。そのために私が紹介する方法は、次の4つになります。

まずは踏み竹あるいは麺棒を使って、つちふまずに本来あるはずの4本のアーチを取り戻すこと（↓26ページ）。次に、27ページで紹介した立ち方を意識することです。

ここまでできたら、片足ケンケンの体操を取り入れます。

この片足ケンケンの体操には、片足軸の体幹を取り戻す効果があります。本来、体幹は両つちふまずを大地にしっかりくっつけて立ち、軸のある状態をつくったうえで、はじめて安定するものです。だからこそ、まずはきちんと両足で立ててから、取り組むべきなのです。

体幹および軸をある程度自由に操れるようになったら、そのふたつをしっかりと意識して、椅子に座り、体幹をねじってみましょう。いつもよりぐっと可動域が広がっていることがわかるはずです。

以上の動作を、トータルで3分、毎朝行ってみてください。

片足ケンケンの体操

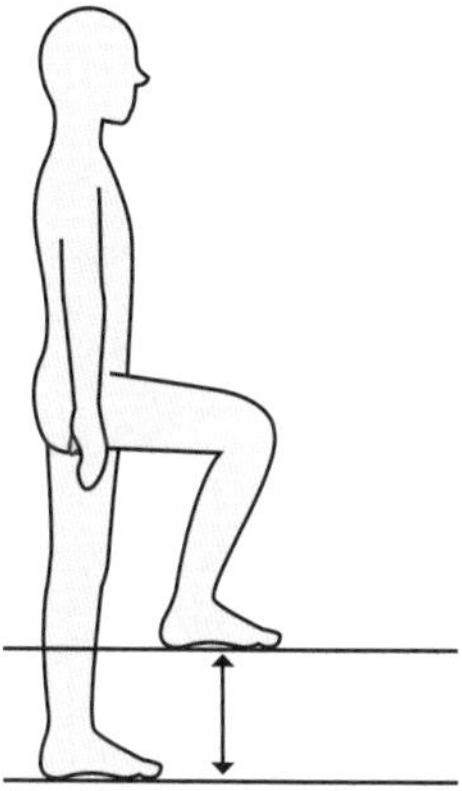

つちふまずの水平意識をもったまま、体幹部を使って片足をすねの半分ほどの位置まで上げる。

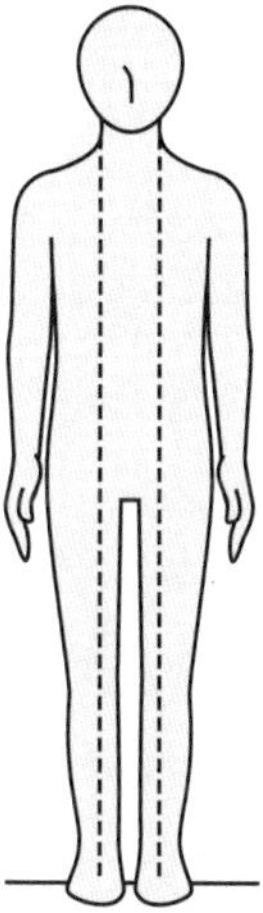

首幅に開いた両つちふまずの上に頭、胸郭部をのせて立つ。

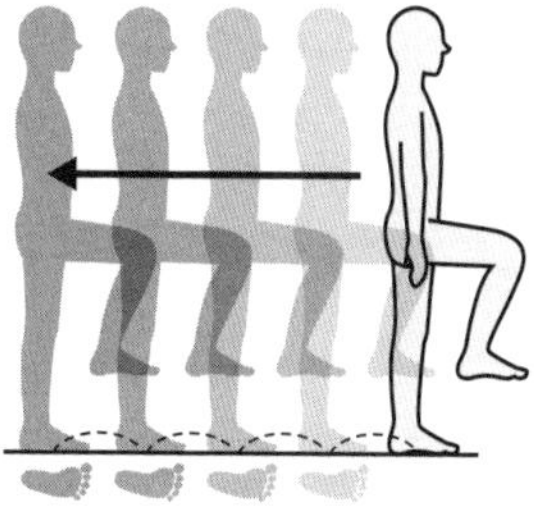

右のイラストと同じ姿勢を保ったまま、今度は後進する。

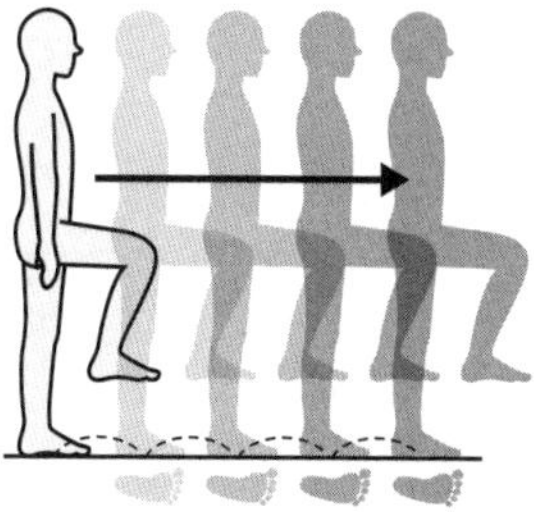

つちふまずの水平を意識し、立っている脚に全身の軸を感じながら12歩、ケンケンで前進する。

第4章

身体はなんでも知っている

人には4タイプしかない

1章で、人間は生まれながらにして「4タイプ」に分けられるという話をしました。動く際無意識にとってしまう姿勢、力を加える際「よりどころ」にする身体の部位は、人によって異なります。この違いが4タイプとなって現れるのです。これはすでに「4スタンス理論」として世の中に出ている情報のため、あるいはこの名称でご存じの方もいらっしゃるかもしれません。

本来、「自分が何タイプか」をいちいち考えて動く必要はありません。というのも、4スタンスのタイプとは「利き目」のようなものだと考えられるからです。何も意識せずに自然に動けている状態、それがもともとの取扱説明書に沿った身体の使い方であり、正しいことなのです。

しかし、現代では多くの方々が、さまざまな誤った情報やトレーニング方法などによって、自然に身体を使うことができなくなっています。間違った方向からニュートラルな状態に引き戻す意味で、改めて自分のタイプと正しい身体の使い方を知っておくのは必要なことでしょう。

では4タイプとその特徴について、ご説明していきます。

●A−1タイプ

力を抜いて自然に地面に立ったときに、つちふまずのつま先側・内側に重心がつくられます。また手のひらでは、人差し指の付け根に力の基点があります。

●A−2タイプ

つちふまずのつま先側・外側に重心が置かれます。手のひらでは、薬指の付け根に力の基点があります。

●B-1タイプ

正しい立ち方をした際、つちふまずのかかと側・内側に重心がきます。手のひらでは人差し指の中手骨《ちゅうしゅこつ》・手根骨《しゅこんこつ》部が力の基点になります。

●B-2タイプ

つちふまずのかかと側・外側に重心がきます。手のひらでは薬指の中手骨・手根骨部が力の基点になります。

自分がどのタイプになるかの診断方法はいくつかありますが、ここではまずAとBのどちらになるかを見極めたあと、1と2のどちらに属するのかを調べる方法をご紹介します。

テスト1――A or Bタイプ

まず、脚をこぶし1個分程度に開いて、自然に立ちます。頭の位置を大きく動かさないようにゆっくりしゃがむ動作を2、3回繰り返し、そのイメージのままテストを行います。

①壁に向かって立ち、つま先を壁につける

②壁に鼻先、胸が触れたままゆっくりとしゃがむ。膝が壁に当たってしゃがみにくいのか、膝が壁に触れていても苦労なくしゃがめるかを判断する

③壁に背を向けて立ち、かかとを壁につける

④壁に後頭部・肩甲骨・背中・仙骨が触れたままゆっくりとしゃがむ。お尻が壁に当たってしゃがみにくいのか、お尻が壁に触れていても苦労なくしゃがめるかを判断する

以上のテストで、壁に向いたほうがやりやすければAタイプ、壁を背にしたほうがやりやすければBタイプです。

テスト2――1 or 2タイプ

座ったときに太ももが床と平行になる高さの椅子を用意します。脚をこぶし1個分程度に開き、頭と上半身で反動をつけずゆっくりと座る、立つ動作を2、3回繰り返します。次の①~②は家族などの手を借りましょう。

① 椅子に座った状態で、家族などに両太ももの上に手を置き、太ももを内側に回転させてもらう。その状態で、頭が前後に動かないようにゆっくり立ち上がる

② 同様に今度は太ももを外側に回転させてもらい、その状態から立ち上がる

①のほうがやりやすければタイプ1、②のほうがやりやすければタイプ2です。

それぞれに共通点と相違点がある

自分がA–1、A–2、B–1、B–2のどのタイプにあてはまるか、わかりましたか。このタイプ別は、立った姿勢から、しゃがみ方、歩き方、ものの握り方など、さまざまな動作において現れてきます。例えば、手拍子の仕方やダンスのポーズなどにも如実に現れるのです。

ただ、4つのタイプはすべてが異なるというわけではなくて、それぞれ共通点ももっています。例えばAタイプ同士はつま先重心、Bタイプ同士はかかと重心という点が共通しています。そして、タイプ1同士は内側重心、タイプ2同士は外側重心で立って安定しているという共通点があります。

では、A–1とB–2にはまったく共通点がないのでしょうか？

「いや、きっと、両者を結ぶ共通点が見つかるはずだ」と、私は考えました。でなければ、人間の身体の機能としておかしい、という直感が働いたのです。例えば血液型にはA、B、O、ABといったタイプがありますが、血液の果たす働きそのものが違うわけではありません。同様に、4スタンスのすべてのタイプは全体定理というもので結ばれているはずです。「それは何か？」ということで研究を続けた結果、さらにもうひとつ、A－1とB－2、A－2とB－1に共通しているものを見つけました。

それが、クロスタイプとパラレルタイプです。クロスとパラレルの違いは、体幹や背骨の使い方として現れてきます。

●クロスタイプ↓A－1、B－2

背骨は必ずしなるものだと考え、身体を斜めに交差させるように動きます。走る際の腕の振り方を見ると、身体の正面で腕をクロスさせているのがクロスタイプです。

●パラレルタイプ↓A-2、B-1

背骨を正中線の柱として使い、体幹部を回転させるように入れ替えて、重心を左右に移動させ、動きます。走る際には、腕を身体の側面で前後に振ります。腰から下、下半身の主導でコントロールするのがクロス、上半身を基点にコントロールするのがパラレルです。

こういう「タイプ別の動きの違い」という視点で見ると、スポーツ選手の動きはもちろんなのですが、音楽動画や映画などにもまた違う面白さが発見できます。例えばマイケル・ジャクソン。彼自身はA-2なのでパラレルタイプなのですが、うしろで踊る、バックダンサーの動きに注目してみてください。クロスとパラレルではリズムをとる位置が違うため、バラバラに動いているように見えます。同じタイプのダンサーだけを揃えたらピッタリ揃うはずです。

また、錘のついた紐状のものを頭上で回転させてみると、クロスタイプは横方向に、パラレルタイプは縦方向に手を動かして、パワーを溜めようとします。古い西部劇などを見ると、投げ縄の輪が横長に見えるカウボーイと、縦長のカウボーイがいることがわかります。

これらのタイプ別はあくまでも「違っている」というだけであり、いずれが優れているとか劣っている、ということではありません。また、別のタイプの動きをやってみようとしてもできません。形だけ真似《まね》てもおかしな動きになってしまったり、本来のスピードや出力が得られなかったりします。

すでにここまで読んでくださり、軸というものや4スタンスのタイプを知っている皆さんには、ほかのタイプの動きを学ぶのは非合理的であることがおわかりでしょう。しかし実は、多くのスポーツの現場で、このおかしなことが依然として繰り返されています。

「JIKU」のある動きを身につけるために

4スタンスの種々の特性についてそれぞれ理解しようとすると、複雑で混乱してしまうかもしれません。でも実は、全体定理である「軸の理論」で読み解けば、非常にわかりやすく、スッと頭に入ってきます。そして、この軸理論を土台から支えているのが、足の裏の安定です。

軸をつくるためには、つちふまずを頭蓋骨との重心線上に安定させ、両膝関節、両股関節、みぞおち、首の付け根という残りのポイントを、その一本の重心軸の上に揃えなければなりません。この状態が、脳や身体がいちばん安定したフォームなのです。

とはいえ、5つのポイントすべてを揃えながら動くのは不可能です。そこで動作中の人間は、3つのポイントで軸を揃え、あとの2つを動かすことで安定を保っているのです。この「5つのポイントのうちどの3つを、軸を揃える、つまり脳の安定のために使うか」。これこそが、AタイプとBタイプの違いなのです。

Aタイプはつちふまず、両膝関節、みぞおちで軸をつくり、両股関節、首の付け根を動かします。歩くときは前に向かって踏み出す足のほうに軸をつくりながら歩き出します。

Bタイプはつちふまず、両股関節、首の付け根で軸をつくり、両膝関節、みぞおちを動かします。歩くときは進行方向に向かい蹴り出すほう、つまりうしろ側の足に軸をつくってから歩き出します。

また正しく立つためには、Aタイプではつちふまずの前のほうに5つのポイントを揃え、Bタイプではうしろのほうに揃えるという違いもあります。

意識せずとも、タイプごとに自然にそのような立ち方になっているはずです。

では次に、1タイプと2タイプ、それぞれの軸のつくり方を見ていきましょう。1タイプはA-1とB-1ですから、重心を足裏の内側にのせて軸をつくるタイプです。軸をつくり替える際には、左右の上腕・大腿を内旋させて動作を起こし、手足の人差し指を中心に連動させせます。

一方2タイプは、重心を足裏の外側にのせて軸をつくるA-2とB-2です。軸をつくり替える際には、上腕・大腿を外旋させて動作を起こし、手足の薬指を中心に連動させせます。

このように、軸をつくったり、移動させたりする過程でタイプごとの違いが現れます。ですから「自分はAタイプだから、どのように身体を動かせばよいか」ということを考えるよりは、どのような動きのなかでも、自然に軸をつくれるようにする、と考えるほうがシンプルで合理的です。

軸のある動きを身につけるための練習に優先順位をつけるとすれば、まず

「つちふまずを安定させて立つ」ことが第一優先です。次に、しゃがむ（床や椅子に座る）方法を体得するとよいでしょう。そうすると、延長線上で「つちふまずを安定させながら歩く」方法も、自然に身体が覚えているはずです。

大切なのは、つちふまずへの意識を途切れさせないことなのです。

パフォーマンスが飛躍的にアップする理由

4章では、4スタンスに共通する全体定理の骨子「つちふまずの安定」について説明してきました。これで身体がニュートラルな状態にリセットされたら、以下のポイントに注目してください。つちふまずが安定して身体に軸ができると、スポーツで不可欠な以下の要素が相乗的にアップしていきます。

1 柔軟性

足裏を安定させて軸をつくると、そうでない状態よりもずっと深く全身をねじることができるようになります。これは体幹の柔軟性がアップしたということです。動作を安定しながら行うためには、頭部を正面に向けるのが大前提です。上半身をより広い範囲でねじれるようになることにより、より多くの動きを安定しながら行えるようになるわけです。

●2 連動性

軸をつくると、体幹が柔らかく動き、体幹からのコントロールが可能になります。いくつもの関節の可動域が広がり、末端も体幹に連動して自然に美しく動くようになります。これが、軸によって得られる連動性です。

軸がしっかりつくられて、体幹の柔軟性が高まるほど、連動性は相乗的にアップしていきます。

●3 リズム

リズムは運動の基本となる要素です。身体の柔軟性とともに連動性が身についてくると、身体に合った心地よいテンポで動作ができるようになります。スポーツの楽しみの多くは、リズムの楽しみにあるといっても過言ではありません。一連の動きを一定のリズムのなかで繰り返すことが、すなわちトレーニングです。つまり、動作の「間」が合ってくるのです。

●4 瞬発力

軸をつくって、骨格が負荷を受け止める準備ができた瞬間に、テンポよく出力できるようになると、それが瞬発力、パワーになります。ゴルフのスイングでいえば、構えてから同じリズムで打てるようになると、ボールが飛ぶようになります。

●5 スピード

より小刻みなリズムで出力すると速い動きが可能になります。スピードを得るためには、1〜4のどれひとつとして欠かせません。

●6 耐久性

耐久性とは、エネルギーをいかに長く持続するかの能力です。軸によって安定した動作ができるようになれば、身体を効率的に動かせるため、それだけ疲労の度合いも小さくなります。脳の疲労をどれだけ軽減できるかは、スタミナにも深く関係します。

またもうひとつ、負荷に耐えられる強度という意味での身体の耐久性も、スポーツの上達には欠かせません。

●7 集中力

集中力とは脳の持久力です。軸によって安定が得られ、脳の負担が軽減すれば、そのぶん集中力に向けることができます。

●8 知力

どのタイミングでどのように身体を動かすかを判断する力です。集中力と同様、脳がもっともリラックスした状態で最大限に発揮されます。スポーツの世界では〝ゾーン〟といわれたりもします。

関節と筋肉を柔らかく保つ

前項でご紹介したような軸がもたらす効果は、いずれも一気に得られるものではなく、プロセスを踏んでトレーニングすることで相乗的に高まっていくものです。順番を守って身につけていかなければ成果が上がりませんし、それどころか身体に負担がかかり、ケガや故障のもとにもなりかねません。

例えば、いきなりパワーをつけようとするのは物理的にムリがあります。きちんと立てていないのに重いものを持とうとすれば引っ繰り返りますし、速いスピードで走ろうとすれば思い切り転んでしまいます。

ですから、まずは安定するために、つちふまずを働かせる、すなわち、軸をつくることから始めるわけです。軸が具われば、一連の動きのなかで、フラフラしたり体勢を崩したりせずに、さまざまな姿勢がとれるようになります。

つちふまずから頭頂までを通る軸がきちんとできれば、脳は「安定した」という情報を受け取りますから、バランスをとるために緊張させていた体幹の筋肉が次第に緩み、関節の可動域も広くなる。つまり、柔軟性が出てくるのです。

よく「身体が硬い」という悩みを聞きます。でも硬いからといってストレッチをたくさんしても、実は効果的ではありません。筋肉はまず収縮し、それから緩む、という構造になっているからです。

つまり、ムリに力をかけて伸ばそうとすると、筋肉は緊張してよけいに硬くなってしまうのです。そのうえ激しいスポーツをしてさらに負荷をかけると、筋組織や関節が破壊されて、故障してしまうわけです。

スポーツをやっている人が膝の半月板を傷めるケースでは、適切ではないストレッチに起因するところが少なくありません。「身体、関節が硬いから」といって、動くはずのない状態で曲げてはいけない方向に、ムリに力を加えた結果なのです。

本来、関節には動きやすい角度があります。欠伸《あくび》や伸びをするときに、「うーん」と両手を広げます。このときの角度を自然開腕角度といいます。胸郭が緩み、体幹がもっとも柔らかくなる角度です。この角度を保ったまま前屈をすると、いつもより深く曲がるはずです。可動域を広げ、柔軟性を上げていくためには、そういった手順を踏む必要があります。

筋肉は、骨格というレールの上を走る列車のようなものです。関節はレールとレールの接続面です。なぜ列車が進まなくなるかといえば、レールの接続がうまくいっていないからです。これが「身体が硬い」という状態です。骨を設計図どおりに並べ、レールの接続をなめらかにすることで、筋肉はスムーズに動くようになります。

柔軟性を上げるということは、軸をつくることによって、勝手に身体が緩んでしまう状態をいいます。常にこの状態（ニュートラル）に戻れるようにしておけば、筋肉におかしな力が加わることなく、柔らかい状態を保てます。

まずは足裏を安定させて、脳の安定に基づく柔軟性を手に入れましょう。そのうえで、トレーニングを積んでいけば、瞬発力、つまりパワーやスピード、持久力などを身につけることができます。

身体を自在にコントロールする

さて、安定した足の裏と軸が生み出す柔軟性を体得できてはじめて、瞬発力、パワーを身につけることができます。つちふまずを基点とした土台ができ、骨格が強い負荷に耐える準備、つまり軸が整うのです。

パワーを得るためには、一定のリズムに従って、骨格に負荷をかけるトレーニングが必要です。例えばゴルフのスイングなら、同じ動きでリズミカルに何度も繰り返して、再現性をアップさせていきます。一連の動作のなかで、ある瞬間に大きな負荷を受け止めることができるようになる。そのとき瞬発力、パワーが生まれます。

スピードや持久力は、得られたパワーを目減りさせることで得られます。エネルギーをパワーとして使うのか、スピードを出すのに使うのかといった、ベクトルの違いです。速く動くためには、まずパワーを少し目減りさせ、安定感を優先させます。そのうえで、短い律動、つまり速いリズムのなかで出力を発揮していく。スピードを出すとはそういうことです。

一方、持久力のトレーニングでは、スピードもパワーも落として、柔軟性を維持しながら一定のリズムのなかで同じ動きを繰り返します。エネルギーをできるだけ長くもちこたえさせるためには、出力を必要最小限にする必要があります。ですから、関節も筋肉も必要な範囲しか動かしません。

パワー、スピード、持久力のどの要素にエネルギーをどれぐらい割り当てるかの案配は、スポーツの種類によっても異なります。持久力が要求される長距離走では大きな出力は必要としません。逆に短距離走の場合は、出力を最後までフルに出し続けなければなりません。そのため、燃料となるグリコーゲンをたくさん溜められるよう、筋肉を大きく発達させるのです。

例えばサッカーは持久力とスピードの双方を常に発揮し続けるスポーツです。ボールをコントロールするために、柔軟性も高いレベルで要求されます。

ただしどのようなスポーツにおいても、トレーニングでは次のようなことがいえます。それは、つちふまずを安定させて柔軟性を得ることを第一条件とすると、瞬発力↓スピード↓持久力というように、スポーツに必要とされる要素や身体の変遷に合わせて多角的に獲得していくことができ、効果が上がりやすいということです。また自分の状態によって、どの要素にエネルギーをどれだけ割り当てるか、選ぶことも必要です。

例えば毎日三度三度の食事をしていても、毎回、同じ量を食べているわけではありません。「今日はこれぐらいにしておこうかな」という感覚があって、必要量に合わせて摂取量を自然にコントロールしているものです。トレーニングも、これと同じです。

例えば元パワーリフティングの世界チャンピオンである三土手《みどて》大介氏は、スクワットのベスト記録が435キログラムです。ですが毎回のトレーニングで300キログラム以上をリフティングするかといえば、そんなことはありません。それほど大きな負荷をかけ続けていたら、身体は壊れてしまいます。ですから約50%の200キログラムのバーベルでトレーニングをする日もあります。

筋トレの常識からいえばおかしいように思えるかもしれません。自分のベストに少し上乗せしてトレーニングをすることによって、筋肉に負荷をかける。それに対応する栄養補給で組織の再構成が起こり、筋線維の量と体積が増えるというしくみになっているわけですから。

ですが一流の選手なら自分で調節できます。「今日は100キログラムにしておこう」と自分の頭や身体にイメージさせると、100キログラムに合ったレベルで全身をコントロールできる。本人に知られないように5キログラムほど錘を増やしても、加重に気づくそうです。トレーニングを積むと、感覚も含めて身体を自在に操ることができるようになるのです。

軸理論で飛躍的に伸びるスポーツ選手たち

どんなにいい素質をもったアスリートでも、トレーニングの手順を間違うと、非常に残念な結果を招きます。

小・中学生時代、優れた才能で将来を嘱望されていたスポーツ選手が、20歳でただの人になってしまうことはよくありますが、それは、若い頃は自然に具わっている安定感や柔軟性という素質が、加齢によって失われていくことがひとつ。もうひとつはそれを維持するトレーニングを積まずに、一気にパワーやスピードを追求してしまい、パフォーマンスのバランスを失ってしまうことです。

反対に、つちふまずに基づく安定性からスタートし、トレーニングのプロセスを間違えずに取り組めば、本来具わっている力が自然に発揮できるようになります。わかりやすいたとえとして、軸理論に基づいたアドバイスでパフォーマンスが上がったアスリートの例を紹介します。

まずは、プロ野球選手でいうと、2014年のシーズン中、パ・リーグ打撃トップ10に、ソフトバンクホークスの選手や元ソフトバンクの選手が6名も7名も入っていた期間がありました。

現在ソフトバンクの一軍打撃コーチである藤井康雄氏は、私のところで8年ほど勉強してくれていて、軸理論を取り入れた指導を展開されています。ほかのチームでなかなか芽が出なかった選手が、彼の指導のもと息を吹き返す、といったことも起こっていると聞いています。

2010年のパ・リーグのホームラン王、T-岡田選手も藤井コーチの手腕によって開花した選手と記憶しています。T-岡田選手は、つちふまずを働かせることから始め、きちんとプロセスを踏みながら、軸を自分のものにされています。ソフトバンクホークスの一流のバッターたちが彼と交わることで、ますます鮮やかなつちふまずや軸の使い方を見せてくれることと期待しています。

それから新体操のナショナルチームを率いている山﨑浩子新体操強化本部長。中学生、高校生の女子選手を育てていこうという際に、いちばんはじめに取り組んだのが、選手にタイプ別の指導法を施すことでした。

新体操では、片足で向きを変えながら立つ、といった動作が多いため、どのようにつちふまずを使い、軸をつくるかということがパフォーマンスに大きく影響します。

例えば、どの地点で出力してリボンを回すか、投げるか、上げるかといったタイミングも、4タイプで異なります。そこで、タイプごとに言葉のニュアンスを変えて指導したことが功を奏し、各選手の世界ランキングが上がってきました。

山崎さんは、日頃から言葉の使い方や伝わり方に注目しながら指導をされており、このつちふまずの使い方や軸のつくり方にも、タイプごとの伝え方があるのではないか、といち早く気づかれていたようでした。

また、最近ですと、青木功氏、髙橋勝成氏、中嶋常幸氏が特別講師を務めてくださったＪＧＴＯ（日本ゴルフツアー機構）主催の強化合宿「ＪＧＴＯ強化セミナーin宮崎フェニックス・シーガイア・リゾート」で、私も立ち会って、軸理論を取り入れた指導を徹底的に行いました。

参加者のプロたちは、皆、テキストラーニングで「理論漬け」になってしまっていました。そのため、本来の自然な動きを発揮できなくなってしまっている状態です。

例えばゴルフクラブの握り方でも、ゴルフ界独特のグリップが存在しますが、本来の人間の機能から考えると明らかにおかしいフォームになっています。

合宿ではこういった思い込みや間違った常識をいったん全部ゼロにして「つちふまずを安定させて軸をつくる」という大きな枠組みを、まず身体で覚えてもらいました。

元来本能的に具わっているものなので、いったん覚えると、すぐに応用できるようになります。一日で走り方も変わります。昨日の朝練では頭をぴょこぴょこさせながら走っていたのが、今日は全員で走っても一糸乱れず、頭を水平に保ったまま走れるようになっている、という変化が起こりました。軸をつくり、安定した動きが体得できた証拠です。

以上、スポーツ選手の例ばかりを紹介しましたが、私のつちふまず＝軸理論は一般の人にこそ知ってほしいものであり、役立てていただけるものです。

スポーツの世界は練習の結果が際立って目に見える、いわば実験場のようなもの。実験室で得られたデータを分析し、一般の人が健康かつ快適に生活できるようなノウハウをご提案すること。それが私の仕事の目的なのです。

身体の声を聴いていますか？

以上、つちふまずはすべての基盤となること、またトレーニングにおいてプロセスを踏むことの重要性をご説明してきました。

実は生まれたばかりの赤ちゃんが徐々に成長していく過程でも、ここまで説明したのとそっくり同じプロセスをたどります。

生まれたての赤ちゃんは軸をもっていません。なぜならば、身体がグニャグニャでないとお母さんの産道を通って出てこられないからです。

ですから、赤ちゃんにとって成長とは軸をつくっていくことと同義です。このときすでに、実は4スタンスのタイプは具わっていて、タイプごとに居心地のよい抱かれ方が異なるようです。

首が据わり、だっこ、お座りができるようになったら、次はハイハイです。手足が体重を支えられるぐらい強くなったら、体幹を柔らかく動かしながらハイハイをします。

このとき手足はまだ、「つっかい棒」として使っているだけです。そこから徐々に、つちふまずを働かせながら、二本足で立ち上がれるだけの強度が身体に具わっていくのです。

小さな子どもが手拍子をしたりぴょんぴょん跳んだりして遊ぶのは、リズムに合わせて動作の再現性を高める行為です。何度も繰り返すことで、拍手をするタイミングや、どの時点で力を発揮すれば高くジャンプできるかなどを体得していきます。

つまり、身体にムリがかからないよう、プロセスを順番にこなしながら、人間は成長していくわけです。

動作やスポーツで熟達する際にも同様に行うのが自然。これがつまり、自分の身体と「対話しながら」身体を上手に使いこなせるようになるということだと思います。そして、自分の身体との対話を一生続けていけば、身体の状態に適したスポーツや、健康の維持といった、本当のアンチエイジングにもつながっていきます。

70歳、80歳の方でも、正しく熟練していれば、歩き慣れた登山道を軽快なペースでさくさくと登っていけるのです。

一方で、プロゴルフの合宿で10代の若者にちょっと走り込みをさせたら、ゼイゼイいってダウンしてしまう。パフォーマンスに、年齢は関係ありません。どういうプロセスで身体を扱っているかの現れなのです。

ただし年齢を重ねるとどうしても、回復力が落ちます。トレーニングの翌朝起きるのが辛かったら、自分の回復力をオーバーしているというサインです。次のトレーニングは少し強度を落としてください。このように、自分の回復力に注目していれば、日々の体力、年齢による変化に対応できるのです。

第5章

つちふまずと軸を使えば身体を自由に操れる！

適当な礼では試合に勝てない

「クールジャパン」といわれ日本の魅力が世界中に紹介される昨今、日本文化のなかで、他国に自慢できるものが数多く再発見されています。そのなかでもとくに優れてすばらしいもののひとつに「軸」という概念があります。

軸という概念は、日本人なら誰でも感覚的にわかっているでしょう。サッカーなどを見ていてたくさんの選手のなかで「あの選手、うまいね」と判断できるのは、軸ができていることを感覚的に見てとれるからです。

ですが、軸を外国人に説明しようとすると、どうしても通じません。動きのなかにおける重心は「バランス」と呼ばれますが、西洋文化において重心とは、動かない物体における固有の概念です。「軸というのは動きのなかにもあるものです」と説明すると、今度は、独楽《こま》の軸のようなものを連想してしまいます。ですから私は海外ではそのまま「ＪＩＫＵ《ジェイアイケイユー》」というワードで説明するようにしています。軸という言葉の意味がわからなくても、軸のパワーを体験してもらい、存在を知ってもらうことは可能だからです。ＪＩＫＵは今では、日本よりむしろ世界のスポーツ界において注目されてきています。

ちなみに日本以外では唯一、インドから始まったヨガのポーズのなかに、軸をつくる方法論を見てとることができます。ですが日本のように、一般的に浸透するまでには至っていません。

日本の文化は「骨の文化」です。肉を切らせて骨を断つ、というように、筋肉より骨のほうがはるかに重みをもっています。骨を切られると死んでしまうのです。柔道では、人が地面に転がった際、そこに軸ができていれば「受け身」と呼ばれますが、軸がなければ「死に体」と判断し「一本」を取られます。

文章や計画を作成する際、要点をまとめたものを「骨子」といいますし、

「コツを掴《つか》む」の「コツ」も、もとは「骨」です。

また日常の所作における作法や礼儀のなかでも、軸を自然に体得することができます。日本舞踊や能の動きを思い浮かべてください。伝統的な日本人の動きとは、反動を使わない静かな動きです。手足の角度を大きく変えるのではなく、まずは自分の身体の向きを変えます。

お辞儀《じぎ》をするのも、ものをやり取りするのも、胸を相手に向けて身体の正面でするのが礼儀です。軸による安定感のなかで、安全に行えるからです。

ご飯を食べるときも、身体の正面で茶碗をもって、箸で口に運びます。肘をついたり、食器を置いたまま食べたりするのはお行儀が悪いといわれます。食べこぼすことにもなるし、身体を歪めるため、消化にもよくありません。

中学生の空手選手に、ある実験をしてもらったことがあります。のちに世界3位、日本1位になるぐらい優れた選手同士で、技術的には拮抗しているふたりに、組手開始の際、一方には相手に胸を向けてきちんと礼をさせ、もう一方には適当に礼をさせました。

そうすると、始まったとたん、適当に礼をさせたほうの選手は相手のコントロール下に置かれてしまいました。立場を逆転させて同じことをやっても、やっぱり同様の結果となります。空手における礼は、軸をつくる重要な過程であり、その一瞬で集中力や能力に大きな差が出てしまうことがわかったのです。

余談ですが、日本の空手はもともと軸に基づく武道でしたが、１９７０年代後半ぐらいに数値に頼った科学的トレーニングが輸入され、理論が乱れた時期がありました。今ようやく、伝統的な礼作法にはきちんと肉体的な意味があるのだということが、少しずつ見直されてきています。

軸とつちふまずは相身互い

今、世界のスポーツ界でとくに取り沙汰されているのが、安定に裏付けされたパフォーマンス力です。

若い頃は自由闊達《かったつ》に跳ね飛んで、ダイナミックに身体を動かせていたとします。しかし、足裏が安定していない、つまり軸が形成されていなければ、パフォーマンス力も一気に下がります。

これは加齢につれて身体能力が下がるからです。軸がなく、足裏が安定していないとフラついてしまうので手足でバランスをとろうとします。つまり、手足はバランサーとして使われるためパフォーマンスが犠牲にされ、こぢんまりとした動きになってしまうのです。

逆に、安定を犠牲にしてでもダイナミックさを優先しようとすれば、大雑把で乱暴な動きになってしまいます。安定感とダイナミックな動きは、共存できない能力だというふうにもいわれるゆえんです。

ここで、ＪＩＫＵというワードがクローズアップされます。軸を体得していれば、常に、骨格に支えられた安定した動きのなかで、手足を大きく使わなくてもダイナミックに見せることができます。

世界で注目されている日本人選手は、いうまでもなく軸がしっかりしています。それだけでなく、動作が途切れないため、流れるような美しい所作となって現れています。欧米の人たちにとっては、ある種の憧れをもって想像力をかきたてられる存在なのです。

軸が重要な意味をもつのは、スポーツの世界だけではありません。バレエやダンスなどの身体を使う芸術ももちろんそうですし、例えば指揮者や演奏家なども、自分のタイプに合う動きのなかで指揮法や奏法といった特殊な技術を自然に身につけ、音楽表現に活かしています。

例えばヴァイオリンでいえば、楽器のホールドの仕方や音の豊かさなどが、どこに軸をつくりながら演奏するのかで違ってくるはずです。

日常生活においても、当然、軸をうまく使えている人のほうが高いパフォーマンスを発揮できます。熟練の料理人は、包丁の握り方やまな板に対する身体の向き、鍋振りといった一連の動きのなかで、きちんと、なおかつ自然に軸をつくっています。

デスクワークも例外ではありません。軸に支えられた安定感のなかで作業をしていれば、脳は余計な働きをしなくて済むため、目の前の仕事に、より高い集中力を向けることができます。

ただ、現代ではパソコンを使った作業が多いのが気になるところです。マウスは身体の斜め前、軸をつくれる位置の外側で使うことが多いでしょう。これは人間にとって自然な動きではないので、脳が疲労し、能率を下げます。

何を行うにしても、もっとも多く働いているのは脳です。スポーツにおいても、スタミナを左右するのは脳の余力です。ベテランで、体力は若い選手ほどにはないはずなのにものすごくスタミナがあるという場合は、ゲーム中に起こり得るさまざまな局面に対しての準備を自然に行えているということです。

つまり、トレーニングや試合を積み重ねることによって、習慣性を高いレベルで身につけているため、脳が働く必要がないのです。だからその人が知らない運動や、新しいルールなどによって局面が変化すれば、当然、すぐに体力の限界がきてしまいます。

脳をいちばんよい状態で働かせる、軸をつくって物事に対処することの重要性がおわかりいただけると思います。そして、軸をつくるためにもっとも必要なのは、つちふまずができていることなのです。つちふまずが安定していれば骨格がきちんと整い、軸ができ、脳が安定します。まずはこのことを、きちんと理解してほしいと思います。

一生、スポーツを楽しむために

心身の若さや健康維持のためにスポーツをする人は多くいます。そうした「生涯スポーツ」が国によっても奨励されています。

では「生涯スポーツ」とは、どんなものなのでしょうか。生涯スポーツになり得るスポーツとそうでないスポーツがあるのでしょうか？ そうではないと、私は思います。たとえサッカーや野球といった、技術を要する激しいスポーツであっても、自分の体力や好みによって関わり方を調節しながら、生涯楽しむことはできます。

若い選手の指導にまわる人もいれば、草野球、草サッカーで、勝ち負けに一喜一憂したり、試合に至る過程を楽しんだり。スポーツというのはそれだけ、さまざまな楽しみ方ができる広がりをもっているものだと思います。大切なのは、つちふまずに意識を向けて軸をつくった安定感のなかで、自分の身体と対話をしながら、ムリなく続けていくことです。

とはいえ、ふだんからスポーツをやっていない人が生涯スポーツとして始める場合、サッカーや野球、バレーボールといった球技は少しハードルが高いといえるでしょう。スピードがあって不規則な動きをするボールに対応するには、高い瞬発力、コントロール力が要求されるからです。

一方、マラソン、水泳、自転車などは身近であり、誰もが挑戦しやすいスポーツです。大きな瞬発力を必要としないことがまずひとつ。また、軸をつくりながらゆっくり行えるというところが、健康づくり、体力の維持向上を目指す生涯スポーツとしては最適だと思います。

ローインパクトという意味では、ゴルフもその範疇《はんちゅう》に入ります。18ホール回っても、スイングしている時間はのべ10分もないのですから、生涯を通じて長く続けられるスポーツです。

つまり、動作のタイミングとスピード、パワーの強弱を自分で決められるスポーツなら何でも、生涯スポーツとして成り立ちやすいのです。

肝心なのは、「スポーツを行うのは何のためか」を見失わないことです。今人気があるジョギングにしても、多くの人がジョガーではなく、「ランナー」と化しています。大会を目指し、競技者のように、記録を伸ばすことにやっきになってしまうのです。高じると、健康のために始めたのに、身体を壊したという本末転倒な結果を招きます。

また生涯スポーツというからには、日々の暮らしやほかの趣味も楽しむ余裕を残しておく、という意識も重要です。トレーニングの強度を上げすぎて腰痛になり、趣味は映画鑑賞なのに映画館で長時間座っていられなくなった、という状態になっては、いったい何のために身体を鍛えているのかわかりません。

生涯スポーツでは、プロのアスリートがパフォーマンスを上げていくために軸を使うということとは、また別に考える必要があります。いくつになっても健康的に身体を動かせる、若々しい体型や動作を保つ、しかもそれが楽しくできる、そのあたりに目的を設定していただければよいと思います。

足の裏が安定する、関節が柔らかく動く、身体が連動性をもっている。これが、身体を思いどおりに動かすための軸をつくる三原則です。生涯スポーツを通して、軸をつくる意識を保ち続けていけば、いくつになっても身体は自由に動くでしょう。

準備運動で身体の状態を整える

若い選手、例えば中学生や高校生などは、可能性を広げるために、限界まで追い込んで、振り幅を大きくして育てることも必要ですが、大人がスポーツを行う際は、ムリをしないというのが大前提です。

残念ながら、年齢とともに身体の回復力は衰えてきます。自分の身体と対話しながら、程度をわきまえて運動することが重要です。でないと、翌日に疲労が残ってしまう。つまり、「体力の使い込み」が起きるのです。

多くの人が激しい運動を好む傾向にあるのは、達成感が得られるからなのかもしれません。激しく運動をし、身体の疲れを「今日はこんなに運動した」という達成感に置き換えてしまうのです。ですが、本当に健康で楽な状態というのは、何も刺激がない状態のことをいいます。運動のしすぎは、この「健康で楽な状態＝何も刺激がない状態」を損なってしまうのです。

なのになぜ、人は往々にして、運動をやりすぎてしまうのでしょう。それは、強度が高い運動のほうが心肺機能や筋肉を鍛えることができる、カロリーが消費できるという理論を鵜呑《うの》みにしてしまっているということが挙げられます。確かに理屈ではそのとおりですが、健康な身体とは何かを問い直したとき、そうした理論だけが真実、正解ではありません。消費カロリーやタイムをやみくもに追いかけるのは、非常に部分的で偏向した考え方なのです。

スタイルを気にしてダイエットをしている人は多いと思います。その一方で、プロのボクサーのように、仕事として減量せざるを得ない人もいる。ボクサーの減量は試合の前に行われる検査にパスするためのもので、何十グラムという単位で厳しく体重を管理する必要があるため、ときには十分なカロリーや特定の栄養素が摂《と》れないこともあります。美容のためのダイエットとは目的が違います。にもかかわらず「プロがやっているから正解」だと思い込み、やみくもに真似をするのはあまりに安易ですし、望んだ結果も出ないでしょう。

ダイエットに限らずですが、強度を上げることによって、身体能力がきちんと伸びるのか、かえって故障を招いてしまうのかなど、自分のキャパシティと目的をその都度見極めながら行うことが大切なのです。

また、運動の前には準備体操を行いましょう。「準備体操」であって、ウォーミングアップやストレッチでないことに注目してください。

ウォームアップ、つまり身体を温めれば筋肉が緩むのかといえば、そうではありません。筋肉を動かす前に、準備体操が必要になります。

また、ストレッチには多少問題点がないでもありません。2章でも説明したように、筋肉は縮む動きと伸びる動きが必ず拮抗しています。このバランスをよく見極めながら適切な負荷をかけないと、筋肉は緩みません。むしろ力を加えることにより、体幹を緊張させることにもなりかねません。

では準備体操とは何か。それは、全身の関節がなめらかに動くかどうかを点検して、身体の状態を整えることをいいます。

そのためには、足の裏をしっかりと大地に安定させ、体幹を駆使して軸をつくり直す必要があります。骨格をニュートラルな状態に戻しさえすれば、関節は何の抵抗もなくするっと動くようになるのです。

何をしたらいいかわからなかったら、ラジオ体操がおすすめです。「元気よく振って」「大きく腕を広げて」などと、かえって指示があまり具体的でないのが、ラジオ体操の利点です。

なぜかというとそのほうが、本来の自分の身体の取扱説明書に沿った自然な動きが出てきやすいからです。反動をつけたり、筋力だけで頑張ってしまったりすると、逆効果になるので注意しましょう。

リラックスしながら心地よいと感じられる範囲で緩やかに身体を動かしてください。

刺激からいかに解放されるかが「生きやすさ」の鍵

スポーツにおいては、習慣性、つまり高いレベルでの慣れというものが、パフォーマンスの表出に大きく影響してきます。身体に覚えさせるということは、脳が何も考えずとも身体が勝手に動く状態に整えることですし、ゲームの展開において戦況に敏感に反応していくためには、条件反射のような俊敏な動きが要求されます。つまり、軸のある安定した動きを保ちながら、なるべく脳の仕事を軽減する必要があるのです。

ただし、何事も過ぎたるは及ばざるがごとしで、慣れすぎてしまうのもよろしくありません。脳への刺激がなくなり、次第に脳が働かなくなるからです。

日常生活や家事、仕事に関しても同じです。何も考えなくてもできるルーティンワークは楽かもしれませんが、脳の思考停止をもたらします。例えば、スマホゲームやテレビゲームをやっているあいだは脳が働いていないそうです。何の感動もなく、従ってストレス発散にもならないということが、最近ストレスの専門学会で発表されています。

停滞は、何の進化ももたらしません。それどころか脳の老化という形で退行してしまう可能性もあるということ。身体にとってもよくありません。負荷のかかる場所がいつも同じだと、身体のクセ、歪みにもつながるからです。さまざまな局面において、日々、自分で工夫しながら変化をつけていくことが、心身の若さのために重要であるといえるでしょう。

なお、さらにいえば自分の身体のよりどころ、ベースになるものとして、足裏を安定させ、軸をしっかりともっておく必要があります。

現代社会は刺激に満ちており、多くの人の場合、交感神経が過剰に働いている状態だということを2章でご説明しました。刺激に対しても慣れが働くのか、刺激が与えられれば与えられるほど、さらにほしがってしまうというのが現代人の特徴かもしれません。ハードなトレーニングを自分に課し、それによって達成感を得るのも、同じことです。

ただ身体そのものが刺激に対して鈍感になっているわけではありません。外からの刺激があれば、必ず脳は反応します。外界からの刺激に対してリアクションするということは、生命の定義でもあります。言い換えれば、多くの人は外からの刺激によって強制的に、しかも過剰に生かされている状態なのです。刺激を完全に断つのは難しいと思いますので、ときには、それらの刺激によって自分の内部、心や身体がどう変化しているかに目を向けてみるのもよいのではないでしょうか。そうすることで、心のなかにも軸をつくる、つまり自分のベースを見つけることができるのではないかと思います。

本書ではつちふまず、軸、身体との対話というキーワードを通じ、そうしたこともお伝えしてきたつもりです。また、自身の心や身体の内側に目を向けるということは、多くの人が望んでいるものの見方でもあると思います。ヨガなどのエクササイズが普及しているのも、ひとつにはそのような理由があるのではないでしょうか。

ただ最近のヨガは、まかり間違えばアクロバットに近い強度のポーズも多く、注意が必要です。ポーズがとれる、とれないといったことに一喜一憂するのではなく、自分の身体の声に耳を傾けてみてください。

また特別にスポーツをしなくても、好きなコースをぶらぶらと散歩したり、音楽を聴きながら自由に、好きなように身体を動かしたりしても、十分に心を解放できるはずです。

言い換えれば、刺激が0《ゼロ》、無いということもまた、大きな刺激であるといえるのです。

つちふまずには健康状態が現れる

いよいよ最後の項目になりました。本書を手に取るまで、足の裏、しかも指やかかとではなく、「つちふまず」のことをふだんから気にかけていたという人は、なかなかいらっしゃらないのではないでしょうか。

ですが、もうおわかりのとおり、健やかにいきいきと生活するうえで、つちふまずへの意識は欠かせません。まっすぐ立つだけでも、「つちふまずの上に脳をのせる」とイメージをしなければならないわけですし、歩く際には「つちふまずを垂直に下ろしながら」足を移動させる必要があります。

このように常につちふまずに意識を向かわせていると、動作が根本から変化してきます。落ち着きのある所作がムリなく身につくのです。また、心に変化が現れることも考えられます。

「地に足のついた」という言葉がありますが、足の裏はまさに、地上に足を下ろして暮らしている私たち人間の、大地との接点です。足の裏に心を向けることは、自分の心のありかを再確認し、自分の内面と対話することにもつながるのではないかと思います。

足の裏はまた、その声に耳を傾ければ、さまざまなことを教えてくれます。ひとつには圧覚で、脳に自分の立ち方が正しいかどうかを知らせています。片足で立ったときにフラついてしまうのは、身体に歪みがある証拠です。

そのほか、緊張で汗をかくこともありますし、つったり、猛烈に痛んだりすることもあります。手のひらもそうですが、足の裏は感覚器であるとともに、優秀な出力装置でもあります。健康状態を映し出す、鏡のようなものです。

なぜ痛むのか、なぜ強ばっているのか、理由を考えてみることで、身体の内部で起こっている異変にいち早く気づき、それ以上進行しないうちに対処することもできます。

ふだんは靴を履いていることもあり、どうしても締めつけられたり、蒸れたりと、あまり快適でない状態に、足の裏は置かれています。ぜひ、つちふまずの状態をいつも気にかけて、健やかであるかどうかを確認してください。

もし外反母趾などの変形が生じているなら、つちふまずが正しく機能を果たせない可能性があります。従来の対応法に本書で紹介した体操をしたり、または身体の歪みからアプローチするなどして、ニュートラルな状態に戻しましょう。

靴下やスリッパを履いている人も多いかもしれませんが、ときどき裸足《はだし》になってみるのもおすすめです。実際私も、室内では基本的に裸足で過ごしています。そうすると、足の裏で床を踏んでいるという意識が非常によく感じられて心地よいのです。

あなたもぜひ、つちふまずと対話してみてください。

〈著者プロフィール〉
廣戸聡一（ひろと・そういち）
1961年、東京都生まれ。スポーツ整体「廣戸道場」主宰。ジャンルを超えたコンディショニング・スーパーバイザーとして、世界で活躍する一流アスリートから一般における施療、介護、リハビリ医療までをオールラウンドにケアする。動作における軸、個体別身体特性などを解明した理論「Reash（レッシュ）理論」を提唱。同理論と実践を広める活動を事業とする一般社団法人「Reash PROJECT（レッシュプロジェクト）」代表。平成22年度からJOC（日本オリンピック委員会）強化スタッフ。主な著書に、『4スタンス理論』（池田書店）、『体幹を鍛えてお腹が凹むトレーニング』（PHP研究所）などがある。

健康な身体はつちふまずが知っている
2015年10月20日　第1刷発行

著　者　廣戸聡一
発行人　見城 徹
編集人　福島広司

GENTOSHA

発行所　株式会社 幻冬舎
〒151-0051　東京都渋谷区千駄ヶ谷4-9-7
電話　03(5411)6211(編集)
03(5411)6222(営業)
振替00120-8-767643
印刷・製本所　図書印刷株式会社

検印廃止

ISBN978-4-344-02847-0　C0095
幻冬舎ホームページアドレス　http://www.gentosha.co.jp/

この本に関するご意見・ご感想をメールでお寄せいただく場合は、
comment@gentosha.co.jpまで。